中国医学科学院医学与健康科技创新工程项目

国民健康调查及自然人群队列研究
现场调查标准化操作规程

主　编　单广良
副主编　何慧婧

U0218700

中国协和医科大学出版社
北　京

图书在版编目（CIP）数据

国民健康调查及自然人群队列研究现场调查标准化操作规程 / 单广良主编. —北京：中国协和医科大学出版社，2023.4
ISBN 978-7-5679-2176-4

Ⅰ. ①国…　Ⅱ. ①单…　Ⅲ. ①居民－健康调查－调查方法－规程
Ⅳ. ①R195-65

中国国家版本馆CIP数据核字（2023）第054086号

国民健康调查及自然人群队列研究现场调查标准化操作规程

主　　编：单广良
责任编辑：李元君
封面设计：许晓晨
责任校对：张　麓
责任印制：张　岱

出版发行　**中国协和医科大学出版社**
（北京市东城区东单三条9号　邮编100730　电话010-65260431）
网　　址：www.pumcp.com
经　　销：新华书店总店北京发行所
印　　刷：北京联兴盛业印刷股份有限公司
开　　本：710mm×1000mm　　1/16
印　　张：11.75
字　　数：160千字
版　　次：2023年4月第1版
印　　次：2023年4月第1次印刷
定　　价：69.00元
ISBN 978-7-5679-2176-4

编者名单

主　　编　单广良

副 主 编　何慧婧

编　　者　（按姓氏笔画排序）

马　瑾　中国医学科学院北京协和医院

朱莹莹　中国医学科学院北京协和医院

杨　汀　中日友好医院

何慧婧　中国医学科学院基础医学研究所

陈兴明　中国医学科学院北京协和医院

佴　静　北京市和平里医院

单广良　中国医学科学院基础医学研究所

胡耀达　中国医学科学院基础医学研究所

钟　勇　中国医学科学院北京协和医院

涂　吉　中国医学科学院基础医学研究所

樊　悦　中国医学科学院北京协和医院

潘　利　中国医学科学院基础医学研究所

潘　慧　中国医学科学院北京协和医院

健康是社会和经济发展的前提条件。近几十年来我国居民健康水平不断提高，但发展尚不均衡。我国幅员辽阔，地理和气候格局复杂、生态环境多样，人体生理参数和表型差异显著，迫切需要对其本底数据进行长期获取和积累。为获得我国不同地区多样化人群的基本生理参数数据，摸清国民健康状况和危险因素分布情况，由中国医学科学院基础医学研究所牵头，单广良教授带领多学科团队成员开展的国民基本生理参数和健康状况调查已持续十余年，获得了宝贵的国人基本生理参数和健康相关数据。此外，为了解人群健康状况动态变化趋势，探索复杂慢性病病因及危险因素长期暴露的累积健康效应，团队在延续国民健康调查理念基础上开展了自然人群队列研究。本书对国民健康调查和自然人群队列研究中现场调查各环节的标准化操作进行了梳理和总结，旨在为国内外学者，特别是一线科研人员开展人群现场调查提供参考，提升医学研究中数据采集的准确性和可比性。本书内容丰富，描述翔实，力求为医学科研人员和其他相关专业人士提供借鉴和参考。

"凡事预则立"，充分的事前准备十分必要。因此，本书第一章详细介绍了如何进行现场调查的组织和准备工作。第二章和第三章详细描述了现场调查各环节和各项调查指标的规范化操作流程和测量方法。其中，第二章介绍了如何利用计算机软件实现调查对象的筛选和招募，以及如何利用调查对象的生肖信息获取他们的真实年龄。这些设计并非源自想象或参考国际经验，而是我们结合中国国情，在不同地区，特别是在边远的农村地区调查时所总结出的"本土实践模式"，对于收集真实的健康资料具有重要的实践价值。

许多医学相关研究都涉及生物样本的采集，可为后续开展复杂疾病病因探索和健康相关研究提供宝贵资源，其规范化管理十分重要。国民健康调查和自然人群队列研究收集了多样化人群的生物样本并实施了一系列规范化管理措施。因此，本书第四章结合工作组实践经验，系统梳理了在调查现场开展生物样本采集和保管的政策要求、采集流程、质控措施和管理要点。

第五章和第六章分别介绍了现场调查中信息化技术的应用和如何做好随访管理，特别强调了以质量为核心的理念。工作组所在的北京协和医学院基础学院流行病与卫生统计学系，有悠久的公共卫生历史。前系主任何观清先生曾以"香肠"为例生动说明研究数据质量的重要性。他将调查结果比作香肠，香肠里面的肉就是调查数据，肠衣就是统计学处理方法，香肠外表再漂亮，如果里面的肉是变质的，也不是好香肠。因此，我们在国民健康调查和自然人群队列研究中始终坚持严谨求实的思想，重视现场调查第一手数据的质量。由此引出本书第七章，系统介绍现场调查的全程质量控制，包括数据采集和管理中的质量控制、如何利用信息化技术助力质控工作，以及数据标准化和数据清洗的技术、流程与要求等。

十多年来，已有超过800名基层工作人员参与了现场调查。工作组的老师和同学与当地志同道合的朋友们结下了深厚的情谊，留下了难忘的美好回忆。本书在编撰过程中得到了许多曾参与现场调查的工作人员、老师和同学的帮助，他们曾在不同岗位中贡献了宝贵的时间和精力，在此表示衷心的感谢！特别感谢中国医学科学院基础医学研究所朱广瑾教授多年来对现场工作的支持、指导和陪伴！课题组张生奎博士、李昂博士，研究生刘启航、林彬彬、席天舒、陆治名、王伟壕、黄海波参与了本书的编校工作，在此一并表示感谢！本书内容来源于现场实践，也服务于现场实践，期望可以成为广大一线科研工作者的实用工具书。由于编者水平有限，著书过程难免存在纰漏，敬请读者予以斧正。

编　者

2023年4月

Contents

目　录

Introduction
引　言

参考区间可以用于疾病预防、诊断和治疗，并已成为人体健康评估的"决策支持工具"。然而，我国目前使用的参考区间大多是参照其他国家已经建立的，或由诊断试剂厂家提供的，而这些参考区间多源于国外几十年前对白种人的研究。由于不同地区和种族人群在遗传学、生活环境和饮食习惯等方面的差异，这些参考区间在我国直接应用会出现一定的偏差。

尽管我国目前已有一些参考区间的研究，但多限于局部地区的小样本人群，难以代表我国人群的整体水平，缺少基于国人的参考区间的权威性和系统性研究。因此，为获得国人基本生理参数本底数据，制定适用于我国人群的临床参考区间，促进疾病诊疗的准确性，在国家多个科研项目的支持下，国民健康调查工作组于2012年开始，开展了国民健康调查并逐步完善数据库建设及网络信息平台搭建。目前工作组共完成了对贵州、新疆、内蒙古、黑龙江、云南、陕西、青海、海南、甘肃、河北、广东11省（自治区）的现场调查，收集了汉族、布依族、维吾尔族、蒙古族、朝鲜族、彝族、藏族、黎族、裕固族、满族等10个民族超过6万人的具有代表性的健康相关数据和生物样本，建立了我国多民族基本生理参数数据库和生物样本库。

国民健康调查内容包括问卷调查、体格检查、血常规检验、血液生化指标检测等。获得了自然人群中肥胖症、高血压、高尿酸血症等常见慢性病的患病率和危险因素信息，为疾病防治提供了重要的参考。国民健康调查覆盖范围较广，尤其是对偏远地区人群及少数民族的调查，可以为我国基本卫生服务完善及医疗资源合理配置提供参考依据。此外，基于调查，我们建立了国家生物样本资源库，对采集的生物样本进行保存和分类管理，促进生命科学资源的有效利用；通过对不同民族生物样本采集的严格质量控制，为我国人类遗传资源库增添宝贵的、纯净的多民族样本来源。

工作组核心成员始终保持稳定，在十年的调查过程中，我们始终坚持以质量为核心，不断强化质量控制措施。调查中的参数指标均采用国际认证的医疗设备进行信息收集，保证了研究的准确性和科学性。更为重要的是，我们始终强调"On-Site Quality Control"，即调查时的及时纠错而非事后的数据清洗。此外，借助信息化手段的应用，我们研发了调查问卷实时转录系统，提高了数据采集的效率，降低了人工录入数据时出错的概率。

2016年，在国家重点研发计划"京津冀区域自然人群队列研究"的支持下，工作组延续国民健康调查的工作模式和理念，在北京、天津、河北开展了大规模前瞻性队列研究。京津冀自然人群队列覆盖了从生命早期直至老年的超过11万的全生命期多样化人群。截至2021年底，已完成至少1次随访，总体随访率为92.3%。京津冀自然人群队列的长期随访将为我国健康与疾病研究提供独特和宝贵的科研资源及丰富的生物样本。与国民健康调查不同，京津冀自然人群队列研究涉及人群的随访管理，因此，如何在大规模人群队列研究中采取有效措施减少失访，并建立高效的结局事件发现机制，成为队列研究中的关键点和难点。

本书结合国民健康调查和京津冀自然人群队列研究实践，对现场调查各环节的规范化操作进行了梳理和总结，旨在促进现场调查中的标准化建设和质量管理，提升采集数据的准确性和可比性，为国内外人群现场调查提供参考。结合队列研究的特点，本书也介绍了人群随访中如何减少失访及如何高效地实现结局事件的追踪和发现。此外，我们结合多年现场调查实践中的数据质量控制心得，着重将现场调查各环节中的质量控制措施，以及后续数据管理和清洗中的质量控制措施进行了系统描述，旨在通过分享全程质量控制理念和标准化操作实践经验，有效提高我国健康大数据质量和国际竞争力。

第一章 现场调查的组织和准备

一、前往现场前的准备工作

国民健康调查和京津冀自然人群队列研究（以下简称"自然人群队列研究"）由中国医学科学院基础医学研究所牵头，十多年来，始终由同一核心团队成员负责调查的总体设计、组织管理、现场调查实施、数据库和生物样本库建设和全程质量控制。现场调查团队的工作组成员学科背景丰富多样，包含了公共卫生与预防医学、临床医学、基础医学、护理学、医学检验学、计算机科学等。现场调查的顺利实施离不开各合作单位的大力支持和帮助，这些单位主要包括（但不限于）疾病预防控制中心、医院和地方大专院校、社区卫生服务中心、乡镇卫生院等。

国民健康调查和自然人群队列研究的调查现场遍布全国各地，有些位于边远山区，距离工作组所在单位路途遥远，因此，在启动现场调查前，必须做好充分的准备工作。优质的后勤保障和充分的准备是高效、有序开展现场调查的重要前提。这些准备工作，按照类别大致可分为人员、合作单位、材料（文件材料、仪器耗材）等。

（一）组建调查团队，开展人员培训

1. 组建调查团队，明确人员分工 开展现场调查时，调查人员必须相对固定，提前编制人员名单。按照不同工作内容，事先将工作人员分为不同的小组，明确分工，分别负责相应的调查内容。例如，现场调查包括问卷调查和体格检查等内容，可根据这些不同的工作内容设置问卷调查组、血压测量组、身体成分测量组、采血组、现场实验室组、肺功能检查

组、听力与口咽检查组等。除此之外，还需要确定各小组的负责人，便于沟通和问题反馈与解决。

2. 开展人员培训，掌握操作技能　为保证现场调查时团队人员能够迅速、高质量地投入工作，前往现场前，还必须对各岗位人员进行操作技能培训，确保每位工作人员都能够充分理解调查的意义、内容、流程和技术要求，掌握调查手段和方法，并严格按照培训内容进行规范化的操作。培训内容涵盖现场调查的各个环节，主要分为问卷调查和体格检查两大类。前者包括问卷调查的主要内容、各个问题的含义、询问要点和技巧，问卷填写的规范性等；后者包括现场血压测量的方法和技术要点，心电图仪的操作与结果导出方法，身体成分分析仪的使用和数据管理要点，肺功能仪的检测原理、各项指标的含义、校准及使用等。此外，还需要对现场调查时应用的专用计算机软件操作进行培训，如调查对象登记入组、问卷回收、问卷扫描和数据录入等软件的操作方法和注意事项等。

（二）与调查现场协作单位协调与沟通

为保证现场工作的顺畅和高效，在正式调查之前，可通过与调查现场协作单位签署合作协议等形式，事先明确双方的权利义务和工作内容，以保证协作单位能够委派足量的医务人员至各检查环节，配合工作组进行各项操作。每个调查地区都由当地协作单位指派专人负责组织协调等管理工作，主要负责调查点的选取（每个调查地区可能选取3～4个不同的调查点，需根据当地的社会经济状况、人口学特征及社会文化特点考虑）、调查对象的招募与组织、具体调查时间的安排、调查结果的反馈及相关说明和解释工作等。

（三）准备伦理学相关材料

医学研究中，凡涉及人的研究均需要经过伦理委员会的审查并获得同意实施的批件。因此，工作组在正式开展调查前，按照相关要求提交了伦理审查资料，取得了伦理委员会同意实施的批件。2019年3月20日，中华人民共和国国务院第41次常务会议通过了《中华人民共和国人类遗传资源管理条例》（国令第717号），自2019年7月1日起正式施行（以下简称"条例"）。在此时间节点后涉及人类遗传资源采集的活动，按照条例要求均需要提前申请审批。因此，在条例实施之后的现场调查前，我们均按照条例的有关要求，申请《中国人类遗传资源采集审批书》（国科遗办审字〔2021〕CJ1042号），为后续现场调查的顺利实施提供保障。人类遗传资源采集申请的具体流程和注意事项见本书第四章第一部分中的"人类遗传资源相关管理要求及采集申请的材料准备"。

（四）准备仪器和耗材

为保证调查数据的真实性和准确性，使调查结果和国内外同类研究具有可比性，提升调查结果的国际影响力，工作组按照国际国内同行认可的指标评价"金标准"购置仪器设备，并采用规范和标准化的技术、方法进行生理生化指标的测量。在使用过程中严格进行质量控制，定期维护，发现问题及时报告和维修。仪器耗材准备的主要环节和具体内容如下。

1. 仪器与耗材的整理与清点　前往现场前1个月左右（根据现场调查的内容和复杂程度灵活安排，以保证有充足时间用于仪器购置、更新、维护和耗材购置等）准备现场调查所需的仪器和耗材。国民健康调查涉及全国多个调查现场，某个现场调查结束后往往会有剩余的耗材，因此，为避免浪费，各小组应首先清点现有的耗材并登记有效期，优先使用临期的耗材并做好记录。设计并填写《耗材明细表》，以耗材的最小包装为单位，将各耗材的储备情况记录清楚。如发现有仪器耗材的短缺等问题，应及时告知调查团队中负责仪器耗材购置的工作人员。

2. 仪器的调试与操作　调查团队前往现场前，各小组务必提前调试仪器设备，并将调试结果及时反馈至指定工作人员。如具备条件，有些检查项目可以在工作人员当中进行预检测/检查（如血压测量、心电图检查、身体成分测量、肺功能检查、听力测量等），保证仪器能够正常使用（包括仪器所配的附件，如扫码枪等能够正常使用）。对于血常规等实验室检测仪器，务必提前联系专业的工程师进行校准，并按照仪器操作和维护要求妥善放置。

二、调查现场的组织工作

（一）调查对象的招募

现场调查时，为确保招募的调查对象能够按照预约时间前来参加检查，工作组一般会在正式调查前1周左右（若提前时间太长，预约者容易因遗忘而错过检查）开始招募调查对象。国民健康调查和自然人群队列研究中，工作组均采用多阶段分层整群抽样的方法（按照省－市－区/县－街道/村的层级结构）选取调查人群。在确定调查地区后，主要由现场调查协作单位，如各级疾病预防控制中心和医院、乡镇卫生院、社区卫生服务中心、街道办事处和居委会等，按照工作组事先要求的调查对象纳入和排除标准招募符合条件的调查人群，并安排合适的时间。

在调查开始前一天，工作组需要与当地负责调查对象招募的工作人员及时沟通，确定第二天拟调查的人数和招募调查人群时需着重考虑的条件（如年龄、民族、性别分布等）。提前向现场调查所在社区/居委会工作人员发放"体检前的注意事项"和"调查内容"等宣传材料，方便群众了解调查过程和内容，并按照要求做好准备（图1-1）。当天调查结束后，通过分组汇报的形式，及时将存在的问题和挑战进行梳理和总结，并讨论解决办法和完善建议。2021年后，考虑到智能手机的普及和信息技术在健康领域中的巨大应用潜力，工作组研发了"协和公众健康"微信小程序。公众可通过小程序中的"体检预约"模块完成预约，并能够实时查看当天已预约人数及最近可以预约的日期。这种基于智能手机应用软件招募调查对象的方式，提升了调查效率。小程序详细介绍见本书第五章"现场调查中的

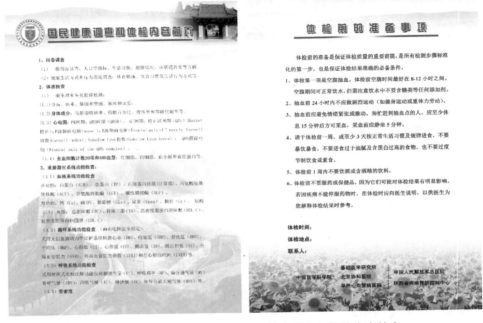

图1-1　体检前的注意事项和国民健康调查和体检内容简介

信息化建设与管理"。

1. 调查对象的入选标准　①年龄在20～80岁。②在当地居住满1年。③符合当地拟调查的民族要求（国民健康调查中，我们在每个调查地区都招募了当地特色的少数民族，约占全部招募人数的50%）。

2. 调查对象的排除标准　①非空腹（饮茶、服用中药、吃零食等均包括在内）。②妊娠期或哺乳期女性。③现役军人。④有严重肢体残疾和行动不便者。⑤有严重心脑血管疾病完成现场调查有困难者。⑥有严重精神障碍无法交流者。

3. 样本量估计与抽样时的考虑　按照横断面调查样本量的计算公式估计所需调查人数。可按照以下公式进行计算。

$$n=\frac{Z^2_{(1-\alpha/2)} \times pq}{d^2}$$

式中，n 为样本量；p 为预期患病率；$q=1-p$；d 为容许误差，可以取

$0.1 \times p$；α 为第一类错误概率，一般取 0.05（双侧），Z 为标准化正态分布临界值。例如，$\alpha = 0.05$（双侧），$Z_{(1-\alpha/2)} = 1.96$，拟调查疾病的患病率为 20%，容许误差取 $0.1 \times p$ 时，计算出的样本量 $n = 1537$。

需要注意的是：①上述样本量估计公式只适合单纯随机抽样，实际研究如果采用整群抽样，还需要再扩大样本量。②实际研究中，由于可能存在拒绝参加或无应答等情况，可以考虑扩大样本量。因此，计算出的样本量考虑整群效应增加 1.5 倍，再按照 10% 的无应答率进行估计，最终的样本量为 $1537 \times 1.5/0.9 = 2562$ 人。为抽样方便取整数，即各调查现场预计调查 3000 人。在国民健康调查时，我们同时考虑民族多样性，因此每个省份汉族和特色少数民族各调查了约 3000 人。

确定好样本量后，对目标人群进行抽样，形成调查人群。工作组采用了多阶段分层整群抽样的原则，在保证科学性的前提下，注重现场调查的可行性。第一阶段，根据我国不同区域划分，结合少数民族分布，选择拟调查的省份；第二阶段，在每个拟调查省份选择省会城市和 1～2 个中等规模城市，并按照城乡分布和经济发展水平，选择其中的城区、富裕县和贫困县，并根据少数民族的聚居情况选择特定的地区；第三阶段，在选定的区和县中分别对街道和乡/镇进行抽样；第四阶段，在街道中选择社区，在乡/镇中选择村。在选定的社区和村中，按照当地的性别和年龄构成，招募符合条件的调查人群。

（二）调查现场的准备和检查流程

1. **布置调查场地与操作培训** 根据调查点的实际工作条件，布置现场调查场地。每个检查项目根据各自特点，对所需场地的布置要求不尽相同，详见第三章中各项检查的场地布置要点。抵达调查点后，召开现场调查启动会/培训会，介绍调查工作的目的、内容和操作要点，重申各岗位人员职责，并确保调查点协作单位能够派出足额、具备专业资质、能够保证固定工作时间的人员至各检查小组。

心电图检查、身体成分测量、眼科检查、口咽检查、听力和嗅觉检查、肺功能检查、心功能检查和血常规检测等由调查团队里多个单位的专业人员完成，如由来自中国医学科学院阜外医院、中国医学科学院北京协和医院、中日友好医院、北京市和平里医院等医疗卫生机构的专业医护人员进行技术指导和实际操作，并培训当地医护人员进行相应仪器操作。由中国医学科学院基础医学研究所流行病与卫生统计学系的老师培训问卷调查技术，以保证问卷调查的统一标准，讲解问卷调查的技巧和注意事项，确保调查质量。

2. 检查流程 检查流程依次为：调查对象登记入组（采集基本信息、完成知情同意、发放纸质问卷和采血管）、采血、身体成分测量、血压和心率测量、体温测量、口咽检查和含漱液收集、嗅觉检测、听力测量、骨密度检测、眼科检查、心电图检查、问卷调查、心功能检查、肺功能检查、体质指标测量（握力、纵跳、坐位体前屈）和调查问卷回收等。注意将需要空腹检查的项目尽量往前安排（口咽检查及之前的项目）。

第二章 调查对象的登记入组与问卷调查规范化操作

一、调查对象的登记入组

现场调查的第一个环节是调查对象的登记入组。为方便管理，由同一组人员负责现场工作的"开头"和"收尾"，即登记入组和问卷回收。这两项工作由2名固定工作人员完成，主要内容是完成调查对象的筛选入组、知情同意书签署、基本信息登记、调查结束后的信息核查和纸质问卷回收。登记入组时，应用调查团队参与研发的HOLI问卷扫描与管理软件（一款计算机客户端应用软件，包括身份证信息获取、数据录入、问卷回收、问卷扫描、问卷录入、数据核查和导出等功能，以下简称"HOLI系统"），自动获取调查对象身份证中的基本人口学信息（身份证号、性别、民族、出生日期、住址等）。纸质问卷回收时，由登记组工作人员核对每名调查对象是否已完成全部检查项目，无误后方可将纸质问卷回收，并在HOLI系统中完成相应回收操作。

（一）HOLI系统安装和功能简介

1. 系统环境和相关程序组件 由于计算机操作系统有多种，HOLI系统及相关组件需要根据不同操作系统进行组合和配置，具体要求见表2-1。

表2-1 不同操作系统中HOLI系统及相关组件版本

组别	系统环境	Office 软件版本	HOLI 系统	备注
组合1	WinXP 32位 Win7 32位	Office 2007及以上版本（32位）	HOLI问卷录入系统（32位）	
组合2	Win7 64位 Win8 64位 Win10 64位	Office 2007及以上版本（64位）	HOLI问卷录入系统（64位）	安装 AccessDatabase Engine组件
组合3	Win7 64位 Win8 64位 Win10 64位	Office 2007及以上版本（32位）	HOLI问卷录入系统（32位）	

2. 基本功能与简介 HOLI问卷扫描系统具备多种实用功能（图2-1）。

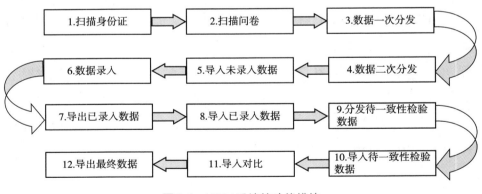

图2-1 HOLI系统的功能模块

具体可分解如下。

（1）扫描身份证：通过将身份证扫描仪连接至登记时使用的计算机，仪器可自动获取调查对象身份证中的基本人口学信息并实时保存，方便后续关联问卷调查信息。

（2）扫描图片识别：当天调查结束，完成问卷回收并整理好后，将计算机连接扫描仪，系统可对纸质问卷进行扫描和信息识别，实现纸质问卷电子化，为接下来的数据核查和录入做准备，如图2-2所示。

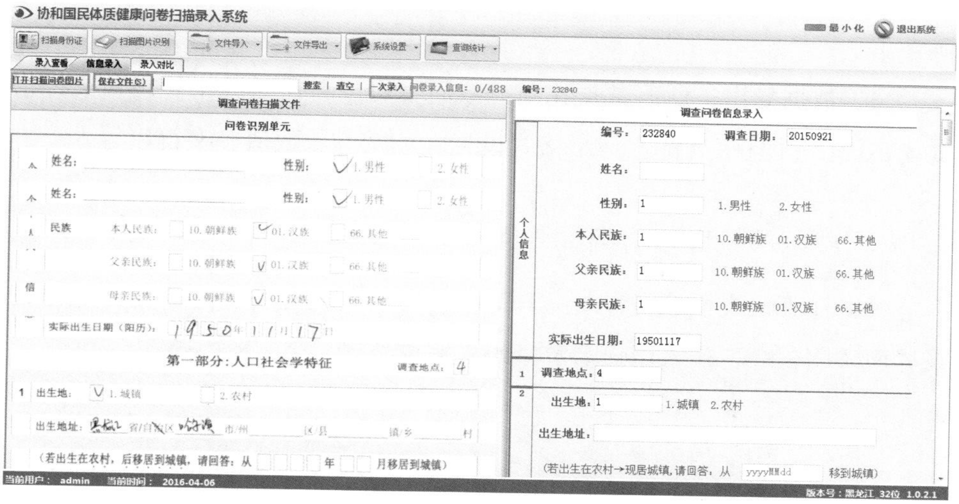

图2-2　调查问卷扫描与电子信息转录

（3）数据核对：①数据一次分发，问卷扫描识别完成后，需要将识别后的数据分发给不同的录入人员进行核对。为了保证录入数据（自然语言数据，如选项"其他"中的文字描述等，扫描软件无法识别，尚需人工录入）的准确性，同一份问卷需要两名录入人员各录入一次（双人双录入），因此，首先进行第一次分发，将录入数据分发给第一名录入人员。②数据二次分发，数据一次分发完成后，需要在一次分发的基础上进行二次分发，将问卷分发给第二名录入人员，录入完成后进行数据比对。注意：为保证数据核对的质量，两名录入人员应该"背对背"操作，即均不知晓自己核对的数据由谁来进行二次录入。③数据补录，某些数据由于填写不规范，可能未被正确转录为电子数据或转录信息有误，此时由录入人员进行数据补录和纠正。④一致性检验，第三步完成后，将录入数据全部导出。由于同一份问卷由两名录入人员分别录入，需将不同的录入数据导入同一台计算机中，为接下来的数据比对做准备。数据比对时，将已录入的数据分发给不同的录入人员进行核查，通过系统中的录入比对功能，确认同一份问卷两次录入之间的差异。当同一份问卷的数据出现录入不一致的情况时，回溯原始问卷进行核实，确保录入数据的准确性。

（4）数据导出：所有数据比对完成后，可以将比对结果导出，文件格式为excel，并且每列都进行了格式设置，如文本、数值、字符串等。

（二）身份证扫描和基本信息录入的操作流程

双击计算机桌面快捷图标"HOLIScanInput"，运行程序，打开用户登录界面（图2-3），输入用户名及密码，完成登录。

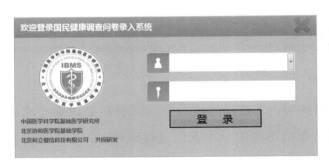

图2-3　HOLI系统用户登录界面

系统主界面功能：系统登录后如图2-4所示，系统主要功能包括扫描身份证、扫描图片识别、录入查看、信息录入、录入对比、文件导入和文件导出等。

在主界面单击"扫描身份证"按键，进入身份证信息录入界面（图2-5），采集问卷编号及身份证信息。

身份证扫描操作说明：①光标默认在编号文本框中显示，用扫码枪对准问卷的编号条码进行扫码，读取编号信息。②将身份证放置于读卡器的读卡区域（身份证正反面均可），点击"读卡"按钮，即可获取相关信息，如姓名、性别、民族、身份证号、出生日期、住址等。如果前一次的读卡信息没有保存，系统会提示是否保存；如果此身份证号或编号已保存，系

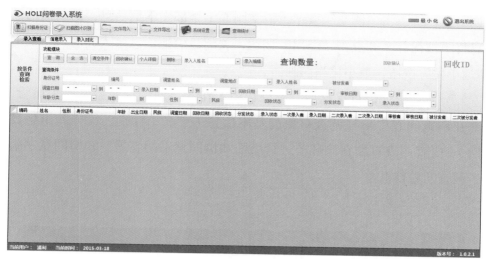

图2-4　HOLI系统主界面

统会提示数据已存在，不允许重复保存。③读卡后点击"保存"按钮，保存身份证的相关信息。此时在系统主界面的下方窗口显示出身份证扫描信息结果。如果此人年龄大于79岁，系统会提示是否保存，由操作人员选择是否保存。当点击"保存"按钮时，信息进入数据库文件中。④删除记录：在系统主界面的下方窗口选中拟删除的记录，并点击"删除"按

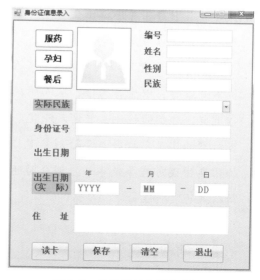

图2-5　身份证信息录入界面

钮，即可删除该条记录。⑤当个人的实际民族信息与身份证信息中的不一致时，在实际民族文本框中下拉列表选择。下拉列表中民族可在"系统设置"的"常用民族管理"中设置。⑥当个人的实际出生日期与身份证信息中的不一致时，在实际出生日期文本框中录入，年龄的计算以实际出生日

期为准。⑦点击"清空"按钮，清空画面中全部文本框信息，已扫描的信息将不被保存。⑧点击"退出"按钮，关闭身份证信息录入界面。⑨点击"最小化"按钮，最小化当前画面。

个人身份证信息保存后，由登记组工作人员向调查对象发放采血管，并在调查问卷中填写调查对象的基本信息（姓名、性别、民族和出生日期）。所有调查对象在该环节进行书面知情同意书的签署。知情同意书附于调查问卷首页。

重要提示 / 如何获得调查对象的真实年龄？

我们在既往调查中发现，多个地区的人群（特别是农村地区的老年人群）当中存在身份证出生日期与本人实际出生日期不一致的现象。因此，为获得调查对象的真实年龄，我们特意制作了"十二生肖对照表"（图2-6），在登记环节询问调查对象生肖并与身份证进行比对，当二者年份不一致时，以生肖为准，从而明确其真实年龄（获取真实年龄信息非常重要，肺功能检测、骨密度测定、身体成分测量等环节均需要录入调查对象的实足年龄并与年龄别参考标准进行比对；在数据分析阶段，年龄信息错误可能导致年龄组划分时的错误归类，造成错分偏倚，影响分析结果的准确性）。

二、问卷调查

（一）基本原则

国民健康调查与自然人群队列研究中的调查问卷，参考了国内外大型人群调查项目的标准调查问卷，由流行病与卫生统计学、临床医学等多学科专家共同论证，对其科学性、可行性等进行完善后形成。调查问卷的设计遵循"科学、客观、可行、简便"的原则。

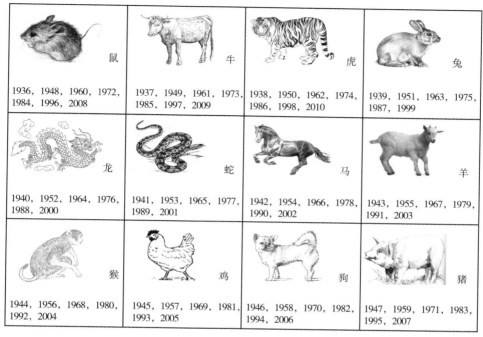

鼠	牛	虎	兔
1936, 1948, 1960, 1972, 1984, 1996, 2008	1937, 1949, 1961, 1973, 1985, 1997, 2009	1938, 1950, 1962, 1974, 1986, 1998, 2010	1939, 1951, 1963, 1975, 1987, 1999
龙	蛇	马	羊
1940, 1952, 1964, 1976, 1988, 2000	1941, 1953, 1965, 1977, 1989, 2001	1942, 1954, 1966, 1978, 1990, 2002	1943, 1955, 1967, 1979, 1991, 2003
猴	鸡	狗	猪
1944, 1956, 1968, 1980, 1992, 2004	1945, 1957, 1969, 1981, 1993, 2005	1946, 1958, 1970, 1982, 1994, 2006	1947, 1959, 1971, 1983, 1995, 2007

图2-6　十二生肖对照表

　　纸质问卷包含4部分内容，除问卷调查之外，还包括现场调查中所有检查项目的备注和标记，当某项检查完成后，由检查者记录结果或备注已完成，以便问卷回收时可迅速核查检查项目的完整性。纸质问卷的第一部分是社会人口学信息，包括性别、民族、婚姻状况、文化程度、职业、收入和居住地等。第二部分是个人及家族成员健康相关信息，包括疾病史、用药情况和女性月经史等。第三部分是健康相关生活方式信息，包括吸烟、饮酒、体力劳动和身体锻炼等。前三部分内容通过面对面问卷调查方式获取，第四部分为现场体检结果的记录或备注。整个问卷（包括知情同意书和检查结果的记录和备注部分）共4页内容，简明、实用，排版简洁，以保证问卷调查时间控制在20分钟之内，避免引起被调查者不耐烦而随意应答（部分调查内容见图2-7）。

第三部分：生活方式

12	**吸烟情况　吸烟指连续或累积吸烟半年及以上**
	□2.现在吸烟　　　　　　　开始吸烟年龄□□岁
	□1.已戒烟（持续半年以上未吸烟）开始吸烟年龄□□岁　戒烟年龄□□岁　戒烟原因：＿＿＿＿
	现在吸烟和已戒烟者，均需填写以下吸烟信息
	最常吸的烟草种类与数量：（1）香烟□□支/天　　（4）电子烟□□□烟弹/月
	（2）烟叶□□两/月　　（3）其他□□□支/天
	□0.不吸烟
13	**饮酒情况　饮酒指每月≥2次，饮用啤酒至少1瓶或白酒至少2两**
	□2.现在饮酒　　　　　　　开始饮酒年龄□□岁
	□1.已戒酒（持续半年以上不饮酒）开始饮酒年龄□□岁　戒酒年龄□□岁　戒酒原因：＿＿
	现在饮酒和戒酒者，均需填写以下信息　　以下只需填写一个饮用频次　　　必填
	饮酒种类和数量：　　　每周次数　每月次数　每年次数　每次饮用量
	白酒（两）：　　　　　□□　　□□　　□□　　□□两
	葡萄酒/果酒（两）：　　□□　　□□　　□□　　□□两
	啤酒（瓶）：　　　　　□□　　□□　　□□　　□□瓶
	其他（两）：　　　　　□□　　□□　　□□　　□□两
	□0.不饮酒
14	**饮茶习惯　过去一年**
	□2.现在饮茶　　　　　　　开始饮茶年龄□□岁
	□1.已戒茶（持续半年以上不喝茶）开始饮茶年龄□□岁　戒茶年龄□□岁
	戒茶原因：□1.影响睡眠　□2.胃肠反应　□3.其他＿＿＿＿
	现在饮茶和戒茶者，均需填写以下信息　　以下只需填写一个饮用频次　　必填
	饮茶种类和数量：　　　5~7天/周　3~4天/周　1~2天/周　≤3天/月　每天饮用量
	绿茶等（未发酵茶）：　□　　　□　　　□　　　□　　□□杯
	乌龙茶（半发酵茶）：　□　　　□　　　□　　　□　　□□杯
	红茶（全发酵茶）：　　□　　　□　　　□　　　□　　□□杯
	普洱/黑茶（后发酵茶）：□　　　□　　　□　　　□　　□□杯
	其他茶：　　　　　　　□　　　□　　　□　　　□　　□□杯

体格检查结果　骨密度检测　医生签章：＿＿＿＿＿　　　　　肺功能检测□次　医生签章：＿＿＿

1	身高：□□□.□ cm　医生签章：＿＿＿＿　　体重：□□□.□ kg　医生签章：＿＿＿＿
2	血压（收缩压/舒张压）：□□□/□□□mmHg 心率：□□□次/分　医生签章：＿＿＿
3	心电图检测：　□1.正常　　　□2.异常　　　□3.不确定　　　　医生签章：＿＿＿
	若异常，表现为：□1.房室传导阻滞　□2.早搏　□3.房颤　□4.其他，请注明＿＿＿
4	口咽部检查：
	□1.慢性咽炎　□2.扁桃体肥大□度　□3.其他＿＿＿　□4.未见明显异常　医生签章：＿＿
5	握力第1次□□kg，第2次□□kg □左手，原因□1.右手外伤 2.习惯左手 医生签章：＿＿
	血氧饱和度□□□%

图2-7　国民健康调查和自然人群研究问卷

注：上半部分为问卷调查的部分内容；下半部分为现场体格检查的记录或备注。

（二）调查内容

1. 社会人口学信息

（1）出生日期、性别和民族等信息在登记入组时通过身份证识别获取。填写民族信息时需要特别注意询问调查对象父母的民族信息，并填写与父母相同的民族；若父母民族不同，则填写本人户口本中所记录的民族；若本人与父母的民族均不同，需要注明原因。如果问卷中没有与调查对象民族相符的选项，则选"其他民族"，并在"其他"后的横线处填写民族名称。

（2）出生地和现住地。若出生地在其出生当年为农村，后发展为城镇，则出生地仍选择"农村"。若从农村移居到城镇生活，则填写移居的时间。若现住地曾为农村，现发展为城镇，则填写现住地时选择"城镇"。

（3）文化程度：选择已获得的最高学历。例如，高中辍学，则选择"初中（技校）"而不是"高中（中专）"。

（4）目前的职业（多选）指近年从事的主要职业。如果从事的职业不在所列举的选项中，则在"9.其他"横线处具体填写。共包括9类，分别为工人，农民，机关工作人员，服务、售货员，专业技术人员，学生，家务，离退休人员，其他。以下对某些分类进行简单说明。①机关工作人员指在国家机关中工作，包括各级国家权力机关、行政机关、司法机关和军事机关从事公务的人员，不包括村民委员会、居民委员会组成人员及其同级的党支部组成人员。②专业技术人员指工程师、教师、科研人员和医生等以提供知识技能、脑力活动为主的职业。③服务、售货员指司机、各类服务员和售货员等以提供服务为主的行业。④学生指全日制在校学生。⑤家务指无业，在家做一些家务工作，如做饭、洗衣和养猪等，但不包括离退休人员。⑥其他指无法被上述类别归类的职业，并在"其他"的文本框中填写具体的职业。⑦离退休人员，需同时勾选离退休前的职业，如"8.1"表示现已退休，退休前为工人（8代表离退休，1代表工人）。

（5）个人经济状况：填写调查对象本人月收入或年收入。农民自产的农作物应折算并计算在个人收入内。若无个人收入，但有家庭收入，则需填写家庭年收入及家庭人口数。

（6）医疗保险：①公费医疗，指在单位内部实行的以报销为主要方式的医疗保障形式，主要在单位内部进行疾病风险承担，不参与社会共济（社会共济是指全社会通过保险的形式共同分担疾病风险的过程）。②城镇职工医疗保险，简称"城镇医保"，指城镇用人单位，包括企业（国有企业、集体企业、外商投资企业、私营企业等）、机关、事业单位、社会团体、民办非企业单位及其职工，参加的基本医疗保险，保险费用由个人及单位共同承担。③城镇居民医疗保险，国家为支付方，以居住在城镇但未参加城镇职工医疗保险的未成年人和无工作的居民为主要参保对象的医疗保险制度。④新农合，即新型农村合作医疗，是由政府组织、引导、支持，农民自愿参加，个人、集体和政府多方筹资，以大病统筹为主的农民医疗互助共济制度。⑤商业保险，在各类保险公司通过自愿签订保险合同购买的私人医疗保险，保险公司为医疗费用的支付方。⑥医疗救助，国家为支付方，对困难人群实行的医疗保障。⑦若未参加任何医疗保险，医疗费用全由个人承担，则选择"7.无医疗保险"。⑧若参加的医疗保险不在所列举的种类中，则在"8.其他"处填写具体参保类型。

2. 个人健康与疾病信息

（1）月经状况：女性需填写月经情况。

1）初潮年龄：为第一次来月经时的周岁年龄。若调查对象年纪较大无法清晰回忆确切初潮年龄，可询问大概时间，如小学还是初中、几年级等，以估计初潮年龄。

2）月经是否规律：①基本规律：每次月经持续3～7天，且平均月经周期28天左右。月经周期指上次月经的第1天和本次月经的第1天所间隔天数。一般月经周期变化不超过7天，即提前或推迟7天均为基本规律（21～35天）。②不规律：若经常出现以下6种情况中的一种或多种则记为"不规律"。月经不规律要备注原因，如月经次数过少：月经周期≥36天，一年月经次数＜8次；月经频繁：月经周期＜21天；月经量很少：月经期间出血量很少，几乎没有；痛经：月经期间腹部剧烈疼痛，影响日常生活，因此看过医生或吃过药；异常出血：在非经期出现不规律出血；闭经：指除了妊娠和哺乳两个生理期以外出现的其他月经中断的现象。

3）绝经：月经生理性（自然）终止12个月以上，没有任何经量，则记为绝经，并在问卷相应位置记录绝经年龄。若调查对象最后一次月经距离本次调查时间不到12个月，则不判断为绝经，填写"0"（未绝经）。因此，在核查绝经年龄时，需核对实际年龄是否比绝经年龄大一岁及以上。

答疑解惑

问：假设某位女性在35周岁进行子宫切除术，是否算作绝经？

答：是，绝经年龄填写35周岁，并在右侧空白处备注"子宫切除"，同时在"个人疾病史"处填写子宫切除的疾病原因及对应的诊断日期。

问：如果某位女性已绝经，并且绝经前月经规律，只是在绝经前一年或几个月不规律，问卷勾选"月经是否规律"时选择规律还是不规律？

答：月经规律。

问：如果某女性54岁，未绝经，既往月经规律但目前月经不规律，填写问卷时勾选规律还是不规律？

答：算月经不规律，但需备注"围绝经期，最近某年或某月不规律"。

（2）高血压：询问调查对象的高血压病史，包括是否曾经被诊断为高血压，若回答是，则进一步询问确诊日期。无法回忆准确日期者：若可回忆年份,则填写相应年份,月份空白;若年月均不清楚,则填写"9999年99月"。

询问既往血压测量史。如果调查对象回答测量过,则应进一步询问既往测量过的最高血压水平,注意高血压指收缩压≥140mmHg和/或舒张压≥90mmHg。如果调查对象曾出现过高血压,则需填写既往测量的最高血压值。如果回忆不清楚,则勾选"99.不详"。确诊日期和诊断医院类型均以第一次诊断出高血压时的日期和医院为准。

服药情况:按时服药指按医嘱定期服药,服药依从性达到80%及以上(或每个月的漏服次数不超过5次);偶尔服药指感到不舒服时临时服用,症状缓解后便不再继续服用;不服指从不服药。若勾选"按时服药"或"偶尔服药",则询问调查当天血压测量前24小时是否服降压药,若未服药,则勾选"今日未服药";若已服药,则在右侧空白处备注"今日已服药"。

重要提示 / 如何获得准确的高血压病史信息?

如果调查对象出现以下情况:

1. 在药店等地测量并被告知有高血压,而未前往医院确诊的,不能判定为高血压。

2. 第一次在家测量血压值达到高血压诊断标准,且3个月内去医院确诊,则"诊断医院"一栏记录该医院的相应等级,确诊时间为在该医院确诊的时间。

3. 在家自己测量血压,达到高血压标准,但未去医院确诊,则不能判定为高血压,高血压病史一栏记为"99.不详"。

(3)糖尿病:询问调查对象的糖尿病病史,包括如下内容。①是否患有糖尿病,询问方式同高血压。②最高血糖水平:指调查前任何时间所测得的空腹血糖值的最高水平。③治疗措施：可多选，如药物治疗和胰岛素注射治疗等。若调查对象使用胰岛素，需询问调查当天是否已注射并备注。

重要提示 ╱ 如何获得准确的糖尿病病史信息？

1. 如果自报有糖尿病的调查对象仅通过指血进行快速血糖检测，而未进一步在医院确诊，则不能判定其患有糖尿病。

2. 如果糖尿病患者平时锻炼，但自报锻炼的目的并不是为了治疗糖尿病，此时仍需在问卷上的"治疗措施"处勾选"运动"。

3. 在询问糖尿病和高血压的患病情况时，可以一起询问，如"您是否有高血压或糖尿病？"以提高效率。

（4）骨折：询问骨折既往史，记录第一次骨折的时间和原因（分为外伤性骨折和非外伤性骨折两类）。

（5）其他疾病：询问其他疾病病史。除调查对象自报疾病史外，调查员还应按照全身系统和器官的顺序提示是否患有其他常见的疾病，帮忙回忆既往患病情况。调查对象自报的疾病需在县级以上医院确诊。调查员需要按照 ICD 最新版本的疾病编码记录疾病名称，避免仅填写疾病的症状（如头痛、胸闷等），也不能仅记录某种手术的名称（如子宫切除、关节置换等）。确诊日期的询问要注意技巧，尽可能问出确切日期，如提示回忆患病季节、是否在节假日前后等。经提示仍无法回忆确切日期时，则记为"不详"。

3. 家族疾病史　主要记录调查对象的直系亲属中，高血压、糖尿病、血脂异常、痛风等常见慢性病的患病情况。需要强调的是，直系亲属指本人的祖父母、外祖父母、父母、兄弟姐妹和子女，其他有血缘关系的亲戚并不包含在内。

祖父母、外祖父母、父母、兄弟姐妹和子女，其中任何一人患有高血压，则在高血压对应的方框中填"1"（有）；未被诊断过高血压的填"0"，不详则不填；其他疾病的填写规则同上。

祖父母、外祖父母、父母、兄弟姐妹和子女，其中任何一人（包括已经去世的）患有其他疾病（包括肿瘤、心脏病、肾脏疾病、肺结核、哮喘等），则在对应的"其他疾病"横线中填写具体的疾病名称。若未听说直系亲属（包括已经去世的）患有其他疾病，则无需填写任何内容。

家族疾病史中的所有疾病均应为至少在县级医院确诊的疾病。

重要提示 ／ 如何快速、准确地获取疾病家族史信息？

询问直系亲属病史时，可先从比较熟悉的亲人开始，询问是否生过病、住过院，如去世可委婉询问原因。调查对象若有高血压等慢性病，则应重点询问高血压（或其他慢性病）的家族史；若父母有高血压家族史，其他疾病里应重点询问是否有心脏病、脑卒中等和高血压相关的疾病病史，尽可能多地询问患病信息。

4. 健康相关生活方式 包括吸烟、饮酒、体力劳动、身体锻炼等。

（1）吸烟：指自主的、规律的，一生中连续或累积吸烟半年及以上者。戒烟指曾经吸烟，但截至调查时已经至少连续半年不吸烟。吸烟下设3个选项，包括现在吸烟、已戒烟和不吸烟。当调查现在吸烟时，填写开始吸烟年龄（周岁），填写常吸的烟草种类与数量。当调查对象已戒烟时，除填写开始吸烟年龄（周岁）外，还需填写戒烟年龄（周岁）、戒烟原因及戒烟前常吸的烟草种类与数量。若调查对象吸烟程度未达到定义要求，则勾选"不吸烟"。

（2）饮酒：指自主、规律的饮酒，每月≥2次，饮用啤酒至少1瓶或白酒/葡萄酒至少2两；已戒酒指曾经饮酒，但距离调查时已有半年及以上不饮酒。饮酒同样下设3个选项，包括现在饮酒、已戒酒和不饮酒。当调查对象现在饮酒时，填写开始饮酒年龄（周岁）、饮酒种类和数量。当调查对象已戒酒时，除填写开始饮酒年龄（周岁）、饮酒种类和数量外，还需填写戒酒年龄（周岁）、戒酒原因。若调查对象饮酒程度未达到定义要求，则勾选"不饮酒"。

　　饮酒种类和数量：若调查对象饮多种酒，如白酒、啤酒和葡萄酒，则在这三种酒后均填写相应的饮酒频率及每次的饮酒量。饮酒频率有三个选项（每周次数、每月次数和每年次数），只选择其中一项填写即可。

　　饮酒和戒酒都需要填写饮酒种类和数量，已戒酒需填写戒酒之前的饮酒情况。药店购买的药酒归为其他酒；自己用白酒泡制的药酒归为白酒。如果为季节性饮酒，则折合到年次数进行记录。

答疑解惑　　如何判定是否饮酒？

　　问：调查对象自述不饮酒，仅逢年过节偶尔喝一两口，算不算饮酒？

　　答：要继续询问是什么时候喝，喝多少，如果达到定义的最小量，则判定为饮酒；如未达到，则应判定为不饮酒。

　　（3）饮茶：指所有用植物的花、叶、种子、根泡制的草本茶品。分三种情况：现在饮茶、已戒茶和不饮茶。

　　现在饮茶：填写开始饮茶年龄、饮茶种类、频率、浓度及每天饮茶量。

　　已戒茶指曾经饮茶，但距离调查时已有1年及以上不饮；需填写戒茶年份、戒茶原因及戒茶前的饮茶情况（同现在饮茶者）。

　　对于现在饮茶或已戒茶的调查对象，还需要进一步询问饮茶种类和数量。

（4）体力劳动：体力劳动包括3个选项，轻、中、重。调查员详细询问调查对象的工作种类与性质，选择与调查对象平时体力劳动强度最为接近的选项。

轻：指以静坐伏案或少量走动为主的工作，如办公室工作人员、售货员、一般实验室操作和教师讲课等；中：指机动车驾驶、电工安装、车床操作和流水线组装工等，有一定体力活动量；重：指从事手工农业劳动、炼钢、舞蹈、职业运动、搬运、伐木和采矿等工作，活动量较大。

体力劳动和职业紧密相关，需根据职业和实际情况来综合判断。

（5）身体锻炼：记录调查对象近1年的身体锻炼情况。锻炼指闲暇时间，规律、自主地进行以促进健康为目的的活动，平均每次持续时间在20分钟及以上，如跑步、游泳、骑车、爬山、球类、舞蹈和步行等。按照频率共分为5类：每周5～7天、每周3～4天、每周1～2天、每月≤3天和从不锻炼。

（三）填写要求

选择题（单选与多选）均在红色方框里打钩☑，如：父亲民族：☑07.彝族。

联系电话、个人收入、出生日期等在每个方框里填写一位阿拉伯数字，如：②⓪⓪①年⓪③月。

地址、退休前职业和其他疾病史等在横线上填写汉字，如：☑8.离退休人员（填写退休前职业）工人。

调查员按问卷内容逐项询问，规范填写，并在问卷结尾处签字（图2-8）。问卷调查组设置3～4名固定的核查员，按照逻辑核查原则审核每一份问卷，检查是否有漏填，具有逻辑关系的变量是否填写合理（例如，绝经年龄、戒烟年龄和戒酒年龄大于参加调查时的年龄；个人有高血压和糖尿病史，但最高血压值＜140/90mmHg，最高空腹血糖值＜7mmol/L；未吸烟但有吸烟史等），地址和其他书写栏若有不易识别的汉字，需重新询问后工整记录或标注拼音。审核完成后核查员需在问卷相应位置签字，证明问卷调查内容填写完全。

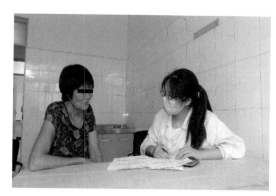
A

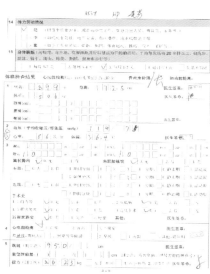
B

图2-8　问卷调查的核查过程

注：A为指定的工作人员，如图片中穿白大衣者；B为对已完成的问卷进行再次核查。

重要提示　／　问卷调查时的询问技巧

1. 是否空腹：在登记入组环节，以轻松的聊天方式询问调查对象："早上喝粥了吗？""饿不饿，有没有吃零食？"等，若非空腹，则规劝调查对象择日空腹时再检查。

2. 服药（治疗）史：个人疾病史部分，有高血压或糖尿病者，调查员需追问调查当天的服药或治疗情况。若调查当天已服药，则在问卷相应内容处备注"早上已服药"等标记。

3. 吸烟史：部分调查对象可能会隐瞒自己的吸烟行为。调查前，调查员应特别强调调查信息的保密性，询问生活方式等信息是为了更好地结合体格检查结果进行健康评估。通过这种方式鼓励对方说出实情。若某人问卷上记录为"从未吸烟"，但在做肺功能检查时告知工作人员自己吸烟，此时需在问卷"吸烟情况"处标注"*"，并告知问卷组调查员，重新询问并更新信息。

（四）问卷管理

1. **问卷回收**　当天调查结束后，由登记组回收纸质问卷，并及时存储身份证扫描数据，通过 HOLI 系统完成问卷回收确认。当工作人员确认一份调查问卷的完整性后，进行回收操作：首先将鼠标光标置于"回收确认"文本框中，然后用扫码枪对准问卷的编号条码进行扫描，获取编号信息，在"回收 ID"文本框中显示所扫编号，若系统主界面的下方窗口显示该条记录，则回收成功。当屏幕显示"此记录不存在"时，提示该问卷可能被其他计算机登记录入，需在其他登记计算机上完成回收操作。完成上述操作后，将纸质问卷按编号依次排序，并清点数量，与计算机中记录的回收数量进行核对，数量一致后继续下一步操作。

2. **问卷整理**　核对当天纸质问卷总数与 HOLI 系统里导出的"回收问卷"总数及 ID 号。如信息不一致需及时查找原因，并将原因、未回收问卷的编号等有关信息反馈至登记组工作人员，以及时修正 HOLI 系统中的数据。回收的问卷按照研究对象的纳入排除标准进行"有效"与"无效"的整理和归类，记录调查总人数、有效人数、无效人数及无效原因。

如果需要查看特定日期或一定条件下的登记或回收人数，可以通过 HOLI 系统筛选查看功能实现。操作流程：①点击系统界面的"查询"按钮，根据不同的查询条件来检索数据（注：如果按年龄、性别、民族进行数据统计时，必须将"回收状态"选择为"已回收"，因为只有已回收的数据是有效数据）。②点击"清空条件"按钮，可以清除查询条件中的各个已选项，方便进行下一次查询。

每天工作结束后需要将当天的登记数据导出，交给问卷调查组，进行调查人数汇总。打开计算机中HOLI系统程序安装位置，进入InputData→Data文件夹，复制其中的input文件（数据以每天追加的形式保存记录）。

3. 调查人数统计与问卷扫描

（1）调查人数统计：使用专业统计分析软件SAS（9.4版，SAS Institute Inc，Cary，NC，USA），将登记数据中的无效数据删除，按照民族、城乡、性别和年龄段等统计当天调查人数。用该地区应调查人数减去当天调查人数，得出仍需调查人数；再按照当地的民族、性别和年龄构成，计算不同民族和性别，以及不同年龄组仍需调查的人数。将这些数据及时反馈给调查点负责招募调查对象的工作人员，便于有计划地招募满足人口构成比例的调查对象。

（2）问卷扫描与装订：核对完纸质问卷与HOLI系统里"回收问卷"的总数及ID编号后，由指定的工作人员统计当天调查数，同时另一位工作人员进行问卷扫描等工作。待调查人数统计完成后，扫描问卷的工作人员核对统计结果，无误后完成问卷装订。统计人数与扫描可同步进行，以提高工作效率。

4. 问卷保管

将问卷按照顺序存放，最上端放置标记有调查日期、调查地点、问卷数和起止编号的纸张，将问卷打包装箱后保存在指定地点。

（五）数据整理和核查

1. 数据录入

①数据录入前，对录入人员进行培训，包括调查问卷的填写内容、录入要求和注意事项等。②按照以老带新的原则，将既往有问卷录入经验的工作人员与新加入的工作人员进行搭配，并开展"背对背"独立问卷录入，事先不透露录入人员彼此配对的工作人员姓名，以减少录入时的交流，保证一致性检验的质量。

2. 数据录入细则

①使用HOLI软件对纸质问卷进行扫描，将扫描

后的问卷与原始纸质问卷进行核对，并补充自然语言信息。一份问卷需由两人独立录入。②遵循"尊重问卷"的原则，即严格按照问卷所填内容录入，不能凭自己主观判断。录入过程中如遇到疑问需及时咨询问卷组负责人。③录入时务必仔细认真，对于有小数点的数值要特别留意；"疾病确诊时间"处，如在问卷填写时没有精确到"日"，问卷录入时统一默认为当月的15日，如果月份信息也缺失，则统一默认为当年的7月1日。④目前的职业一栏，若问卷勾选的是"8.离退休人员（填写退休前职业）____"，则需要根据横线上所填内容，归类到前面7个职业选项中的某一类。例如，若横线上填写的是"工人"，则录入"81"（工人的职业代码为1）；如果无法归类到前面的7类则录入"89"（代表已退休，退休前职业分类为其他）。"目前的职业"若勾选的是"其他"并且横线后面填有内容，则需要根据横线上所填内容归类到前面的7项，若确定无法归类于前面7项再录入"9.其他"。⑤个人经济收入：若问卷同时填有"月收入""个人年收入""家庭年收入"及"家庭人口数"其中二个或以上，则按问卷实际情况填写。

3. **数据一致性检验与修正** 调查问卷双人双录入后，先培训工作人员如何进行一致性检验及检验结果的解读，要求每位工作人员必须先浏览一致性检验的总体报告，了解两次录入的整体情况，再对不一致之处核查原始数据（如问卷扫描图片），以第一次录入的数据库为参照进行修改，提高工作效率。

4. **逻辑核查** 建立文件并命名为"逻辑核查原则"，梳理逻辑检查内容，形成核查清单（checklist）。按照逻辑核查原则，对一致性检验修改后的数据库进行核查，核查出问题后，根据工作量分配若干名工作人员核对原始数据（问卷扫描图片），并记录核对结果。对重要的逻辑问题，电话回访调查对象，并记录回访结果于"逻辑核查原则"文件中。根据逻辑核查与电话随访结果，在SAS中修改数据库，并在"逻辑核查原则"中相应位置记录"数据修改"。

修改完成后的数据库，按每个工作日随机抽取1%条数据的原则核对原始问卷，若无误，则可认为数据基本清洗完毕，形成最终版数据库。

5. 提交数据至数据管理专员　清洗好数据后，根据数据库的实际情况更新字段说明，更新的字段需标注并说明情况，包括新增变量、删减变量、更改的字段名、数值型字段编码的新含义或字段长度等。

最后，将原始数据库、清洗好的数据库、逻辑核查与修改数据的SAS程序和字段说明等一起交给专门的数据管理人员以备案。

第三章 现场体格检查流程与操作规范

一、体格检查指标分类

国民健康调查和自然人群队列研究现场调查中的体格检查内容：①一般生理和体质指标，如体温、身高、坐高、体重、腰围、臀围、纵跳、握力、坐位体前屈和身体成分（表3-1）。②重要器官系统功能检查，如血压、心率、心电图、心功能、肺功能、血氧饱和度、骨密度、听力、口咽健康和视力等（表3-2）。

表3-1 一般生理和体质指标

检查指标	英文及缩写	单位	测量仪器及型号
一般生理指标			
腋下体温	axillary temperature，AT	℃	欧姆龙电子体温计
身高	height，HT	cm	seca285
坐高	sitting height，SHT	cm	seca285
体重	body weight，BW	kg	seca285/TANITA BC-420身体成分分析仪
颈围	neck circumference，NC	cm	
腰围	waist circumference，WC	cm	
臀围	hip circumference，HC	cm	
身体成分测量			
体质指数	body mass index，BMI	kg/m^2	seca285/TANITA BC-420身体成分分析仪
脂肪率	body fat percentage，BFP	%	
脂肪量	body fat mass，BFM	kg	
去脂体重	fat-free mass，FFM	kg	
肌肉量	muscle mass	kg	

检查指标	英文及缩写	单位	测量仪器及型号
体内水分	body moisture	kg	
基础代谢率	basal metabolic rate，BMR	kJ	
肌肉力量与柔韧性			
握力	hand grip strength，HGS	kg	JAMAR电子握力计
纵跳	vertical jump，VJ	cm	
坐位体前屈	sit-and-reach，SR	cm	

表3-2　血液循环系统和其他系统指标

检查项目	指标	英文名称及缩写	单位	仪器及型号
血压	收缩压	systolic blood pressure，SBP	mmHg	Omron HEM-907，Japan
	舒张压	diastolic blood pressure，DBP	mmHg	
心率	心率	heart rate，HR	次/分	Omron HEM-907，Japan
心电图	PR间期	PR interval，PR	ms	ELI250c
	QRS时限	QRS duration，QRS	ms	
	Q-T间期	Q-T interval，QT	ms	
	矫正的Q-T间期	Q-T interval correction	ms	
心功能	左心室舒张末期内径	left ventricular end-diastolic inner diameter，LVEDd	cm	Philip-CX50，Netherlands
	左心室收缩末期内径	left ventricular end-systolic diameter，LVESd	cm	
	左心室射血分数	left ventricular ejection fraction，LVEF	%	
	左心室舒张末期容量	left ventricular end diastolic volume，LVEDV	ml	
	左心室每搏量	left ventricular stroke volume，LVSV	ml	
	左心房前后径	left atrial diameter，LA-ap	cm	
	右心室前后径	right ventricular diameter，RV-ap	cm	
	室间隔舒张末期厚度	interventricular septum thickness at end-diastolic，IVSd	cm	
	左心室后壁舒张末期厚度	left ventricular posterior wall thickness at end-diastolic，LVPWd	cm	

33

续　表

检查项目	指标	英文名称及缩写	单位	仪器及型号
血氧饱和度	血氧饱和度	oxygen saturation of blood，SpO_2	%	Masimo 动脉血氧饱和度监测仪
肺功能	潮气量	tidal volume，VT	L	MasterScreen Rotary
	每分通气量	minute ventilation volume，MV	L	
	呼吸频率	breathing frequency，BF	次	
	补呼气量	expiratory reserve volume，ERV	L	
	深吸气量	inspiratory capacity，IC	L	
	肺活量	vital capacity，VC	L	
	用力肺活量	forced vital capacity，FVC	L	
	1秒用力呼气容积	forced expiratory volume in one second，FEV_1	L	
	1秒用力呼气容积与用力肺活量比值	forced expiratory volume in one second/forced vital capacity，FEV_1/FVC		
	呼气流量峰值	peak expiratory flow，PEF	L/S	
	剩余75%FVC时的最大呼气流速	forced expiratory flow at 75% of forced vital capacity，MEF_{75}	L/S	
	剩余50%、25%FVC时的最大呼气流速	forced expiratory flow at 50% of forced vital capacity，MEF_{50} forced expiratory flow at 25% of forced vital capacity，MEF_{25}	L/S	
	25%～75%FVC间的平均最大呼气流速	forced expiratory flow from 25%～75% of forced vital capacity，MMEF	L/S	
	最大通气量	maximal voluntary ventilation，MVV	L	
听力	平均听阈	average hearing threshold	Hz	丹麦国际听力 AD226听力计
视力检查	右眼球镜度数	sphere refractive power in the right eye，RS	D	NIDEK ARK-510A
	右眼柱镜度数	cylinder refractive power in the right eye，RC	D	
	右眼散光轴角	cylinder axis in the right eye，RA	°	

检查项目	指标	英文名称及缩写	单位	仪器及型号
视力检查	右眼角膜前表面水平方向曲率半径	horizontal corneal radius of curvature of the right eye，RR1mm	mm	
	右眼角膜前表面水平方向屈光度	horizontal refractive power of the cornea of the right eye，RR1D	D	
	右眼角膜前表面水平方向散光轴角	horizontal cylinder axis of the cornea of the right eye，RR1deg	°	
	右眼角膜前表面垂直方向曲率半径	vertical corneal radius of curvature of the right eye，RR2mm	mm	
	右眼角膜前表面垂直方向屈光度	vertical refractive power of the corneal of the right eye，RR2D	D	
	右眼角膜前表面垂直方向散光轴角	vertical cylinder axis of the cornea of the right eye，RR2deg	°	
	右眼角膜前表面水平方向屈光度与垂直方向屈光度之差	difference between horizontal and vertical refractive power of the cornea of the right eye，RCYLD	D	
	右眼角膜前表面水平方向角度	horizontal angle of the anterior surface of the cornea of the right eye，RCYLdeg	°	
	左眼球镜度数	sphere refractive power in the left eye，LS	D	
	左眼柱镜度数	cylinder refractive power in the left eye，LC	D	
	左眼散光轴角	cylinder axis in the left eye，LA	°	
	左眼角膜前表面水平方向曲率半径	horizontal corneal radius of curvature of the left eye，LR1mm	mm	
	左眼角膜前表面水平方向屈光度	horizontal refractive power of the cornea of the left eye，LR1D	D	
	左眼角膜前表面水平方向散光轴角	horizontal cylinder axis of the cornea of the left eye，LR1deg	°	
	左眼角膜前表面垂直方向曲率半径	vertical corneal radius of curvature of the left eye，LR2mm	mm	
	左眼角膜前表面垂直方向屈光度	vertical refractive power of the cornea of the left eye，LR2D	D	
	左眼角膜前表面垂直方向散光轴角	vertical cylinder axis of the cornea of the left eye，LR2deg	°	

续　表

检查项目	指标	英文名称及缩写	单位	仪器及型号
视力检查	左眼角膜前表面水平方向屈光度与垂直方向屈光度之差	difference between horizontal and vertical refractive power of the cornea of the left eye，LCYLD	D	
	左眼角膜前表面水平方向角度	horizontal angle of the anterior surface of the cornea of the left eye，LCYLdeg	°	
	右眼等效球镜	spherical equivalent of the right eye，RSE	D	
	右眼总结	diagnosis of the right eye，RDIA	-	
	右眼散光情况	astigmatism of the right eye，RANI	-	
	左眼等效球镜	spherical equivalent of the left eye，LSE	D	
	左眼总结	diagnosis of the left eye，LDIA	-	
	左眼散光情况	astigmatism of the right eye，LANI	-	
	屈光参差情况	anisometropia，DIA	-	
口咽检查	是否正常	oropharyngeal examination	无	无
骨密度	声速，超声波传导速度	speed of sound，SOS	m/s	Medilink 超声骨密度仪
	宽带超声衰减/骨超声振幅衰减	broadband ultrasound attenuation，BUA	db/MHz	pegasus

二、体格检查各项指标的规范测量方法

（一）一般生理和体质指标测量

1. 身高测量　测量身高时，调查对象需要摘掉帽子、头饰，放下盘发或辫子，裸足。嘱咐调查对象将身体贴紧身高测量仪的立柱，脚跟并拢，前脚掌呈60°分开，脚趾张开，双臂自然下垂。确认调查对象的头部、肩胛、臀部和脚跟紧贴仪器。保持耳廓的上缘与眼眶下缘在一条水平线上。使测量压片紧贴头部。被测者尽量站直（不同调查现场均由同一工作人员进行测量和记录，以避免由于测量人员不同产生的系统误差）。工作组在现场调查时使用的身高测量仪见图3-1。身高测量以cm为单位，精确

到小数点后1位。

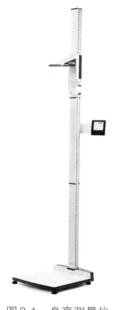

图3-1　身高测量仪

2. 坐高测量　测量坐高时，嘱咐调查对象坐于身高坐高计的坐板上，使骶骨部、两肩胛间靠立柱，躯干自然挺直，头部端正，双眼平视前方，以保持耳廓的上缘与眼眶下缘在一条水平线上；上肢自然下垂，双手不得撑压坐板；双腿并拢，双脚平踏在地面上，由工作人员调整坐板高度，使被测者大腿与地面平行并与小腿成直角。测量人员站在调查对象右侧，将坐高计的水平压板沿立柱下滑至调查对象头顶，双眼与压板呈水平位进行读数。记录以cm为单位，精确到小数点后1位。注意：测量时，调查对象应先弯腰使骶骨部紧靠立柱后再坐下，以保证测量姿势规范。

注意：坐高、身高需在水平面位置测量。

3. 体重测量　调查对象脱去厚重外衣，身着轻便服装，取下身上的钥匙、手表、手机等物品，裸足。调查对象双脚站在身体成分分析仪上的脚印处，手部不能接触其他物体。身体成分分析仪的具体操作流程详见"6. 身体成分"。

4. 颈围、腰围和臀围测量

（1）颈围测量：嘱咐调查对象取端坐位或站位，双眼平视，平静呼吸，两臂自然下垂，嘴巴微张，勿说话、咀嚼食物，测量人员使用软尺紧贴环状软骨下缘和第七颈椎上缘，测量颈部周径，精确到0.1cm。

（2）腰围测量：嘱咐调查对象自然站立，双肩放松，双臂交叉抱于胸前。测量人员面对调查对象，将软尺经脐上0.5～1.0cm处（肥胖者可选择腰部最粗处）水平绕一周。软尺围绕腰部的松紧度应适宜（使皮肤不产生明显凹陷），并叮嘱调查对象平静呼吸。软尺上与"0"点相交的数值即为测量值，精确到0.1cm。

（3）臀围测量：嘱咐调查对象自然站立，双肩放松，双臂交叉抱于胸前。测量人员立于调查对象侧前方，将软尺沿臀大肌最突起处水平绕一周。软尺围绕臀部的松紧度应适宜（使皮肤不产生明显凹陷）。软尺上与"0"点相交的数值即为测量值，精确到0.1cm。

注意：测量腰围和臀围时，测量人员应严格控制软尺的松紧度，不过松或过紧，且务必提示调查对象不可刻意挺腹或收腹。

5. 体温测量

使用欧姆龙电子体温计测量腋下体温。按ON/OFF按钮，电子体温计开始工作，当显示屏出现"L℃"，且"℃"闪烁时，说明体温计已准备就绪；将体温计放入调查对象左臂腋窝中央，转动体温计，使显示屏面向身体内侧，嘱调查对象夹紧体温计。体温计与手臂的角度应为35°～45°。当体温计发出"哔"声三次（约5分钟）时，提示测量完成。取出体温计读取结果，按ON/OFF按钮关闭体温计。

重要提示 / 如何准确测量体温？

①测量前保持腋窝合拢5分钟以上，可使测量值更准确。②起床、运动、洗澡或饮食后立即测量体温可能造成结果不准确，应至少等待30分钟再测量体温，即在现场调查时空腹测量体温。③腋下大量出汗会导致

测量错误，应在测量前使用已准备的纸巾擦干腋下汗水。④测试结束后用75%酒精擦洗体温计进行消毒。

6. 身体成分 国民健康调查中身体成分检测采用TANITA BC-420身体成分分析仪。

（1）测量原理：采用生物电阻抗法（bioelectrical impedance analysis, BIA）测定体脂肪率、脂肪量、去脂体重、肌肉量、骨量、体内水分、内脏脂肪等级的估计值。在测量时，必须根据体型选择相应的模式进行测定。模式主要有以下两种：①普通人（5～99岁）。②运动员（比普通人运动量大）。运动员的身体成分与普通人相差较大，两者的参考值范围不同，因此，在自然人群调查时建议选择"普通人"模式以获得更接近调查对象实际情况的身体成分测量结果。

原理：BIA是一种通过测量人体生物电阻抗了解身体成分的方法。身体中的脂肪几乎不能通过电流，而肌肉中含有大量的水分则很容易通过电流。电阻表示电流通过一个物体的难易程度，根据测得的电阻就可以推断脂肪率及其他身体要素。该仪器利用一个恒定的高频电流（50kHz，90μA）来测量身体成分。

（2）身体成分分析仪的标准化操作流程：以TANITA BC-420身体成分分析仪为例，说明身体成分分析仪的标准化操作流程和注意事项。

1）启动仪器：接通电源，连接数据线（图3-2），开启身体成分分析仪开关。

2）在计算机上运行TANITA BC-420计算机端的应用程序MDApp，显示登录界面后（图3-3），输入用户名和密码，完成登录。

3）按下主菜单的"仪器连接设置"按钮后，进入仪器连接设置界面（图3-4）。"串口"下拉列表框里的内容为计算机可使用的串口。按下"连

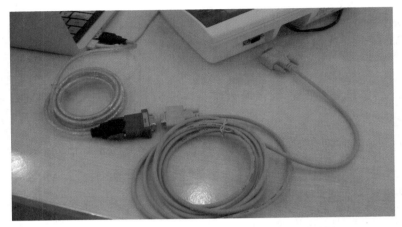

图 3-2　TANITA BC-420 身体成分分析仪数据线

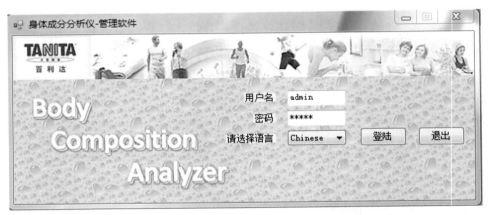

图 3-3　TANITA BC-420 身体成分分析仪计算机端登录界面

接测试"按钮后，进行仪器连接测试。当屏幕上显示"OK"时表示连接测试成功。接下来点击"确认"按钮，会有弹窗提示是否更新，选择"是"，系统会更新原有保存的设置。点击"返回"后，仪器连接设置界面关闭，完成仪器连接设置。

　　4）点击主菜单的"会员管理"按钮后，进入会员管理界面（图 3-5）。点击"新增"后，出现会员（即调查对象）资料信息输入界面。勾选"手工输入"，输入调查对象的 ID 号（如 520123）、姓名、身高、性别、出生日期。年龄会根据输入的出生日期自动计算生成，其他信息按实际情况补

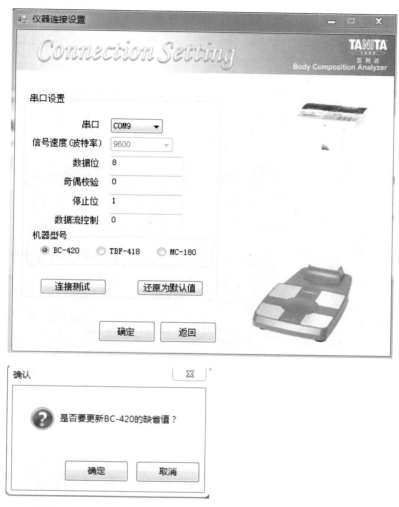

图3-4　TANITA BC-420身体成分分析仪的仪器连接设置界面

充完整，完成后点击"保存"按钮，此时会跳出第二次录入ID窗口，再次输入ID。

当出现图3-5最下方的界面后，点击"进入测试"按钮，进入测试界面，在此修改衣物重量为0.5kg，然后点击"测试"，计算机应用软件会将调查对象的信息传输至身体成分分析仪，按照计算机上的提示，或当仪器上"step on"灯开始闪烁后，调查对象必须双脚裸足站于电极上，待计算机提示测试结束后，点击"返回"，调查对象方可离开。点击"详细表示"即可显示该调查对象本次检测的所有数据，将相应数据填写在体格检查报告单上。

（3）身体成分数据的批量导出：可导出两种格式的文件，分别为excel和PDF格式。

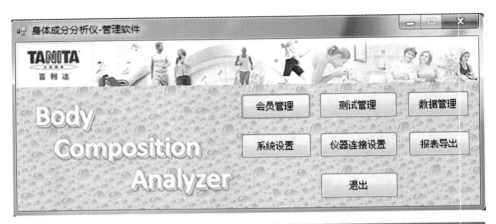

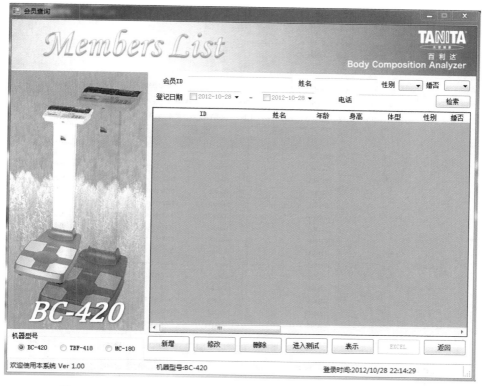

图3-5 TANITA BC-420身体成分分析仪调查对象基本信息录入界面

1）导出excel格式文件：在计算机上运行身体成分分析仪计算机客户端专用软件MDApp，输入用户名和密码，点击"登录"按钮后，进入菜单界面，点击"数据管理"后进入数据管理界面（图3-6），按需要选择检索方式（按会员ID，即调查对象编号，登记日期、姓名、测试日期、年龄、性别等），点击"检索"即可出现相应数据；直接点击"检索"出现"是否检索所有数据"对话框，点击"确定"即可出现所有数据信息。点击"EXCEL"可自动生成excel表格。将excel文件名统一命名为BCA＋日期。

2）导出PDF格式的文件：操作流程依次为：点击计算机桌面→我的电脑→C盘→打开文件夹"TANITA"→批量导出软件→MDJPG→生成PDF页面→勾选日期或输入ID→选择数据库→点击"BCA_MANAGE g"

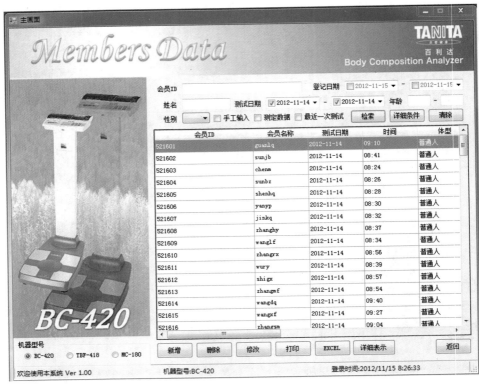

图3-6　TANITA BC-420身体成分分析仪数据管理界面

→选择保存目录→生成图片。

重要提示　身体成分仪的科学使用和保养

1. 体内植入心脏起搏器或其他医疗器械的调查对象，禁止使用身体成分分析仪。

2. 剧烈运动、暴饮暴食易对身体成分测量结果产生影响，故建议测量时满足以下条件：①起床3小时内只进行过一般生活活动。②空腹。③尽可能在排便后测量。

3. 测量时嘱咐调查对象摘掉手表、手镯、项链、戒指等金属物品。

4. 测量时保持双臂自然下垂，若姿势不正确，脂肪测量值可能会比真实值偏低或提示故障信息。

5. 在测量过程中双臂与躯干，以及双腿内侧不得相互接触。若出现接触，应在测量过程中使用干毛巾或类似绝缘物品阻隔。

6. 测量时请勿使用可能产生电磁波的电子设备（如移动电话），否则会影响测量结果的准确性。

7. 应确保每次使用仪器前后用75%酒精对踏板上的金属片进行消毒，切勿使用强化学制剂。

（4）身体成分各项指标的意义：见表3-3。

表3-3　身体成分各项指标的含义

指标	单位	意 义
体质指数	kg/m²	体重（kg）数除以身高（m）的平方得出的数值，是目前国际上常用的衡量人体肥胖程度的指标
基础代谢率	kJ	人在清醒并安静的状态下，不受肌肉活动、环境温度、食物和精神紧张等因素影响时的能量代谢率。它与体表面积、年龄、性别、甲状腺功能、肌肉量、环境温度、气候等生理和环境因素有关
脂肪率	%	人体内脂肪重量在总体重中所占的比例，又称体脂百分数，反映体内脂肪含量的多少
体内总水分	kg	人体内所含液体总量
内脏脂肪等级	/	根据内脏脂肪含量，将结果分为三个等级：标准（1～9级），稍微超标（10～14），过多（15及以上）。腹部CT检查得出的内脏脂肪实测值超过100cm²时罹患心脏病、高血压、2型糖尿病等疾病的风险增加，等级10即相当于100cm²的脂肪
肌肉量	kg	人体肌肉重量，包括骨骼肌、平滑肌及这些肌肉中所含水分
体型判定	/	根据脂肪率和肌肉量评估体型。体型分类如下：隐性肥胖型、肥胖型、偏胖型、运动不足型、标准型、标准肌肉型、偏瘦型、偏瘦肌肉型和肌肉发达型
骨量	kg	单位体积内，骨组织、骨矿物质（钙、磷等）和骨基质（骨胶原、蛋白质、无机盐等）的含量。在人的生长过程中，90%的骨量在20岁以前获得，20岁以后的10年中，骨骼不再生长，但骨量仍然缓慢增加，在35岁左右全身及局部骨骼单位体积的骨量达到峰值，称为峰值骨量。中年后，骨量随年龄的增加而减少，包括骨矿物质的减少
理想体重	kg	体质指数为22kg/m²时的体重

7．握力、纵跳、坐位体前屈

（1）握力：采用JAMAR电子握力计测量握力（图3-7）。检测前，将握力计读数调至零。调查对象两脚自然分开同肩宽，成直立姿势，两臂自然下垂，手心向内，用优势手单手持握力计手柄，用最大力紧握上下两个手柄。测量前，调查对象可以根据自己手掌大小调节握力手柄的握距至适宜的尺度。测量时手柄不得接触衣服和身体，禁止摆臂或下蹲。测量两次，取最大值，以kg为单位，精确到小数点后1位，测试完毕将握力计读数调至零。

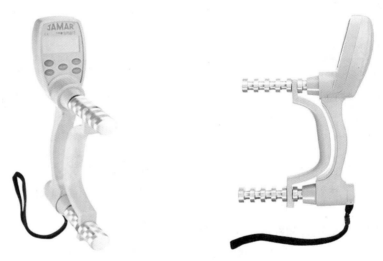

图3-7　JAMAR电子握力计

（2）纵跳：使用纵跳仪进行测量。测量人员打开纵跳计电源开关，按开关键，显示屏上出现闪烁信号，蜂鸣器发出声响，表明仪器进入工作状态。调查对象踏上纵跳板，双足自然分开，呈直立姿势，准备测试。当显示屏上显示出"0.0"时，开始测试。调查对象屈膝半蹲，双臂尽力后摆，然后向前上方快速摆臂，双腿同时发力，尽力垂直向上跳起，落地时两膝不能故意弯曲（图3-8）。当调查对象落回纵跳板后，显示屏显示出测试数值。测试并记录2次，以cm为单位，精确到小数点后1位。

/ 如何更换纵跳仪的保险丝？

　　纵跳仪的保险丝规格为"F02A 250V"，如损坏需要更换，可先拧开读取数据的显示器后面的黑色旋钮，取下坏掉的保险丝，把新的保险丝刻有数字的一头插入黑色旋钮端，然后旋紧黑色旋钮即可。

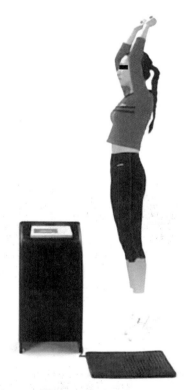

图3-8　纵跳测量

　　（3）坐位体前屈：使用坐位体前屈测量仪进行测量（图3-9）。测量前，准备好坐垫，并将仪器连接调试。将导轨安装到踏板上，"-20"刻度在踏板有足部轮廓线一侧，调节导轨高度（一般导轨下缘须为调查对象踏在踏板上时脚尖的位置）。将显示器连接到导轨。将游标拉到导轨"-20"

的一端（远离导线连接口一端）。导线连接口一侧的踏板需固定。连接显示器的电源后，打开显示器，此时显示器应显示"-20"。将游标推至导轨任意刻度，对比导轨刻度值与显示器读数是否一致，以确认仪器是否正常工作。

测量时，测量人员打开电源开关，将游标推到导轨近端，当显示屏上显示出"-20.0cm"或以下数值时，表明进入工作状态。调查对象裸足、面向仪器呈坐位，紧贴坐垫，双腿向前伸直；脚跟并拢，紧密蹬在导轨前踏板上，脚尖自然分开。测量人员调整导轨高度使调查对象脚尖平齐游标下缘。测试时，调查对象双手伸直并拢，掌心向下平伸，膝关节伸直，上体前屈，用双手中指指尖推动游标平滑前进，直到不能推动为止。此时，显示屏上显示的数值即为测量值。测量并记录2次，以cm为单位，精确到小数点后1位。

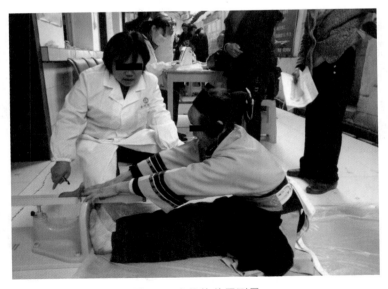

图3-9　坐位体前屈测量

重要提示 / **坐位体前屈的正确测量姿势和记录要求**

测量坐位体前屈时，叮嘱调查对象双臂不能突然前移，不能用单手向前推游标，不能一次测试中多次向前推（需要一次推到推不动为止），整个测试过程中膝关节不能弯曲。每次测试前，测量人员都要将游标推到导轨近端位置（此步骤必须由测量人员操作）。测量人员要正确填写调查对象测试值的"+""-"号；如果调查对象测试值小于"-20.0cm"，按"-20.0cm"记录。

（二）血液循环系统指标测量

1. 血压和心率　调查对象在血压测量前不可饮酒、喝咖啡、吸烟或进食。调查对象取坐位，背靠椅背，休息5分钟，双脚不可交叉放于地面。

采用欧姆龙电子血压计（Omron HEM-907）测量血压（图3-10），首先请调查对象脱去外套并露出右上臂，手臂微微弯曲，手心朝上放好，将血压计袖带上的动脉位置标记"ART"对准调查对象上臂动脉。测量人员双手妥贴地缠好臂带后搭上尼龙搭扣。此时，臂带的下缘应位于肘关节

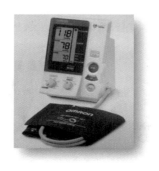

图3-10　血压测量仪

内侧上方1～2cm处（松紧以可伸进示指与中指为宜）。臂带高度与心脏处于同一水平线，即右上臂中点位置与心脏平齐。连续测量3次血压及心率，每次测量间隔1分钟，测量完成后记录血压和心率的数值。

2. 心电图检查

（1）心电图检测仪器及耗材准备：使用美国ELI250c心电图仪测量调查对象的心电图相关指标（图3-11）。心电图所用仪器和耗材清单如表3-4所示。

表3-4　现场心电图测量需准备的设备和耗材

设备和耗材	数量及备注
心电图仪（美国ELI250c）	2台（其中每台机器配导线和电极各两套）
U盘	2个（其中备用U盘1个）
手提电脑	1台
心电图纸	根据每个现场预计调查人数准备
镊子	2个
器皿	2个
棉球	按照每名调查对象使用2～3个棉球的数量准备
手套（中、小号）	按照每天2～3双的数量准备
口罩	按照每天2～3只的数量准备
扫码枪	2个

（2）操作环境准备：①测量环境尽量保持温暖（≥18℃），以避免因寒冷引起的肌电干扰。②诊查床宽度适中，避免过窄，以防止由于肢体紧

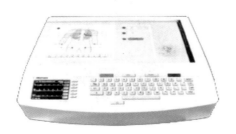

图3-11　心电图仪

张导致的肌电干扰。③床面铺棉布或无纺布检查单。④心电图仪电源线尽量远离诊查床和导联电缆,诊查床旁勿摆放其他电器具(不论通电与否)及穿行的电源线,假如诊查床的一侧靠墙,则必须确定墙内无电线穿过。⑤心电图仪尽量远离电源,保证心电图仪充分接地。

(3)调查对象准备:事先要求调查对象在测量前4小时内不喝茶、不喝咖啡、不饮酒、不抽烟。静坐10分钟后开始测量。

<table>
<tr><td>重要提示</td><td>现场心电图检查的布置与安排</td></tr>
</table>

1. 现场操作场地的布置应根据实际情况灵活安排,确保高效且不影响测量质量。

2. 对于女性被检者,应结合场地条件,采取适当的遮挡措施,保护个人隐私。

3. 为心内科医生安排合适的位置,以便及时阅读调查对象心电图报告。

(4)心电图仪操作步骤

1)测量前的准备:引导调查对象解开上衣,仰卧位,充分暴露前胸和四肢电极部位。嘱咐调查对象放松,保持平静呼吸,不动,不说话。若调查对象紧张,应态度友好地进行解释和安慰。确认导联线(有线心电采集器)连接ELI250c。按开关机键,打开ELI250c。

2)放置导联电极:将75%酒精或净化水涂抹放置电极处的皮肤,严格按照国际统一标准,准确放置常规十二导联电极(图3-12、图3-13)。上肢导联电极放置在手臂上平坦多肉的部位,并距离心脏的距离相等;下肢导联电极放置于脚踝上方,两侧对称放置。注意事项:①女性乳房下垂严重者,托起乳房组织,将V3、V4和V5电极放置在乳房下缘胸壁上。②肢体残缺者,肢体导联电极应放置在距离躯干更近的位置,两侧电极保

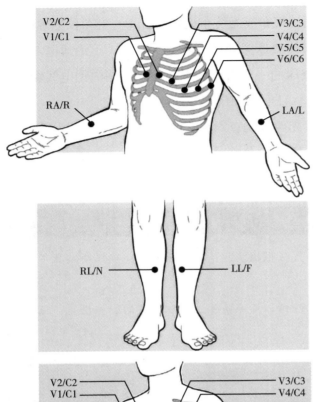

图3-12　心电图十二导联
电极放置位置示意图（男性）

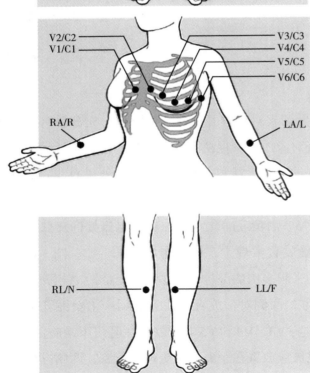

图3-13　心电图十二导联
电极放置位置示意图（女性）

持同一高度。

3）仪器操作和测量过程：按心电图仪的F1键进入被检查者信息输入菜单，按F1、F2或键盘区的数字键、字母键、功能键编辑被检查者的信息；按F6键确认被检查者信息；观察屏幕心电信号，在波形输出平稳后按ECG键采集被检查者心电信号，采集分析完成后设备默认自动打印心电图；打印时（屏幕下方显示"准备打印"时）可拆除导联线；按SYNC键上传该调查对象的心电图数据；上传结束后按STOP键退出；按F6键确认退出。测量结束后按开关机键，关闭心电图仪（图3-14）。

（5）干扰排除：测量心电图时，如果干扰明显，可先检查以下几个方面：①注意各个导联和身体连接的稳定性，特别是当V5和V6导联信号不

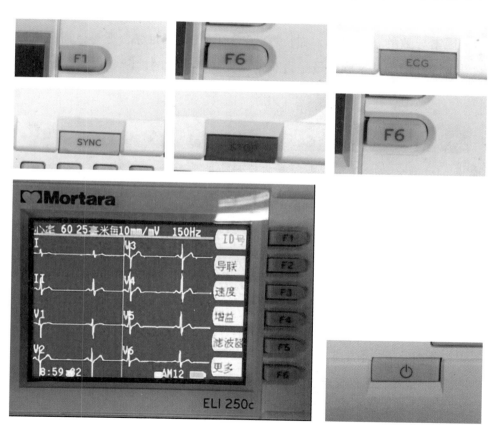

图3-14 心电图仪操作界面

稳定时，需要注意这两个导联是否脱落；如果胸导联有明显干扰，可能是被检查者衣物碰到或导联之间有接触，可通过适当调整导联位置，补充乙醇或净化水涂抹以消除干扰。②肢体导联的干扰主要是由于调查对象身体未能充分放松。应嘱调查对象身体充分放松，特别要注意其脚尖是否翘着、上肢是否放在诊查床上、是否有耸肩的习惯动作。如果还存在明显干扰，可使心电图仪的数据线远离导联线；也需询问调查对象是否本身患有影响心电图结果的疾病，如佩戴了起搏器。

（6）心电图诊断：①及时告知调查对象，检查完成后，持心电图纸质报告单，在调查现场咨询心内科医生，由医生在报告单上记录诊断结果并签名。②对于心电图结果异常的调查对象，现场的心内科医生应进一步询问病史、用药史和家族史，并将询问结果记录在纸质问卷上。对于可能由遗传因素导致的心脏疾病，如长 QT 综合征、Brugada 综合征等，需在纸质问卷中详细记录其家族成员是否有晕厥史或有明确的诊断。

重要提示 / **结果异常时的处理办法**

1. 应事先与现场负责心电图诊断的医生沟通，如果根据本次心电图检查无法明确判断，可以要求重做。当一位调查对象进行多次检查时，只反馈其最新的心电图报告单。此外，心电图诊断结果应字迹清楚，易于辨认。

2. 心电图仪启动和结束操作时，注意导联和心电图信号采集器之间的连接和摆放位置。

3. 仪器操作者不可以随身携带钥匙、手表等金属物品，以及手机、智能手表、运动手环等电子产品。

4. 若心电图仪提示有左右手反联，而实际并未反联者，询问调查对象病史以排除右位心的可能性。

（7）Mortara心电图数据导出说明

1）前期准备：导出前需要先安装软件（安装包ECGDATA.rar）：ELI-Link（ECGDATA\ELI Link\Setup.exe），点击ECGDATA文件夹中的ELI Link文件夹中的Setup.exe，点击"Next"按钮，选中"Everyone"后（图3-15），点击"Next"按钮，继续点击"Next"按钮。在弹出的MS-DOS窗口按回车键"Enter"确认。点击"Close"按钮退出安装。将文件夹ECGDATA中的文件"ELI_Link_Config.cfg"拷贝到C盘中"Mortara Instrument Inc"中的ELI Link文件夹中，替换原文件并重启计算机。将上述解压完毕的ECGDATA文件夹剪切到D盘根目录，完成安装。

2）心电图数据导出为excel文件：打开ELI-Link软件（图3-16），设置输入文件夹的路径（D：\ECGDATA\Input）；设置XML-MI格式输出文

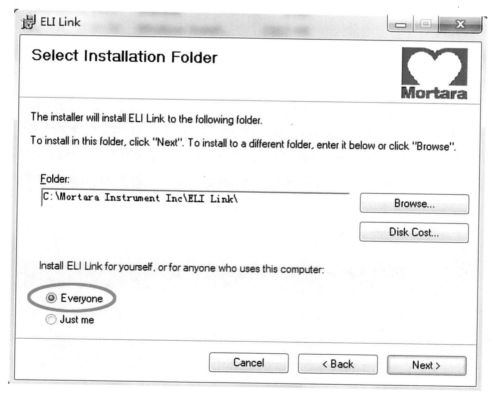

图3-15　心电图仪数据导出软件安装界面

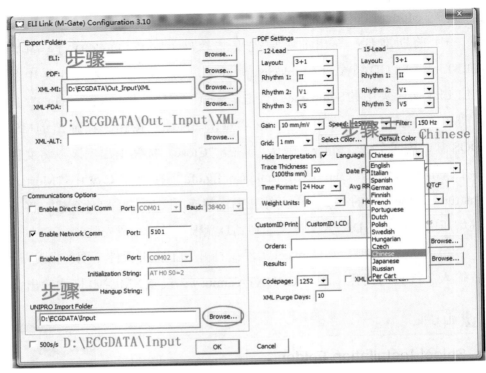

图 3-16　心电图数据导出为 excel 格式的软件操作界面

件夹的路径（D：\ECGDATA\Out_Input\XML）；单击打开语言选项的下拉菜单，选择其中的"Chinese"选项，单击"OK"完成设置。将待导出的原始文件（uni 格式的文件）拷贝到 Input 文件夹中（路径 D：\ECGDATA\Input）。

注意事项 ╱ 软件语言选择

　　如果语言选择错误，则无法导出 XML-MI 格式文件。此时将鼠标停留在屏幕右下角 ELI-Link 软件标识（心形标识）上时，会提示"ELI-Link-Stopped"，如图 3-17 所示。所以导出 XML-MI 格式文件时，请确保语言选择为"Chinese"。

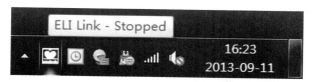

图3-17 心电图数据导出语言选择错误提示界面

双击打开XML2XLS.exe时，某些操作系统可能会出现如图3-18所示的提示窗口。

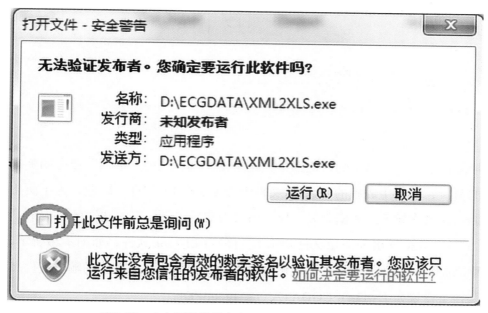

图3-18 心电图数据导出为excel格式的软件提示界面

注：不选中"打开此文件前总是询问"，否则每次打开都会弹出该安全警告的提示窗口。

单击图3-17所示的"运行"按钮，会弹出如图3-19所示的窗口，在输出目录中设置好路径及输出的excel文件名（默认为D：\ECGDATA\OUTPUT\1.xls）。

完成上述操作后，单击"转换"按钮，在弹出的对话框中选择一批待导出的XML-MI的数据（D：\ECGDATA\Out_Input\XML文件夹），并单击打开，待提示"转换完毕"时，单击"确定"退出。注意：每次点击"转

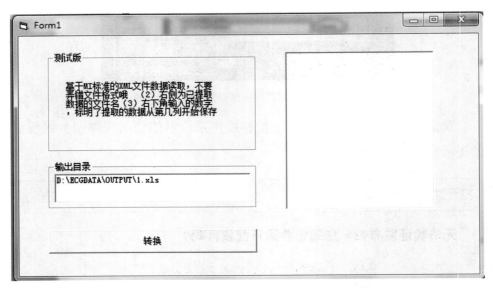

图 3-19 心电图数据导出为 excel 格式的软件操作界面

换"按钮后，在弹出的对话框中无论单击"选择"或"取消"或关闭弹出的窗口，都会生成新的 EXCEL 文件覆盖原 EXCEL 文件，因此，为了防止因错误操作导致的数据丢失，导出前必须将原来已导出的文件另存。

3）数据导出为图像文件：第 1 步打开 ELI-Link 软件，如图 3-20 所示，删除原有的 XML-MI 格式的输出文件夹路径，设置 PDF 格式的输出文件夹路径（设置如下：D：\ECGDATA\Out_Input\PDF）。

第 2 步单击打开语言选项的下拉菜单，选择其中的"English"选项。

第 3 步单击"OK"。

第 4 步将待导出的原始文件（uni 格式的文件）再次拷贝到 Input 文件夹中（路径 D：\ECGDATA\Input）。注意：如果第 2 步中的语言选择错误，PDF 格式的输出文件会出现乱码，使最终导出的 JPG 文件也出现乱码。因此，在导出 JPG 格式文件时，请确保第 2 步中语言选择为"English"。

第 5 步双击打开 Adobe Acrobat，如图 3-21A 所示，打开"高级"，选择"批处理"。

第 6 步逐一选中右边方框中存在的所有序列，点击左边"删除序列"

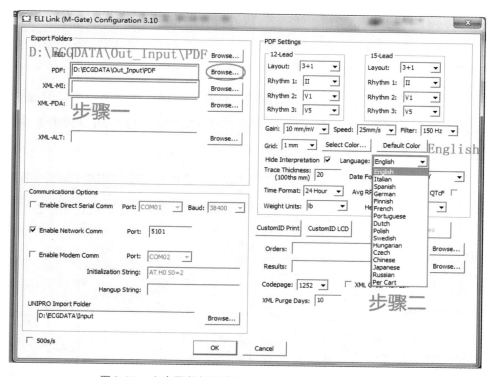

图3-20　心电图数据导出为JPG格式的软件操作界面1

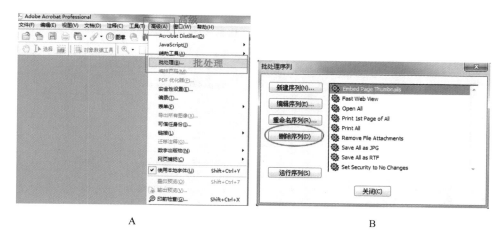

A B

图3-21　心电图数据导出为JPG格式的软件操作界面2

按钮删除所有序列，如图3-21B所示。

　　第7步在弹出的菜单中，单击"新建序列"，如图3-22A所示，并命名为"Save all as JPG",单击"确定"进入设置窗口。

第8步设置窗口如图3-22B所示,将"运行命令于"设置为"选定的文件夹"。

第9步单击"运行命令于"后面的"选择"按钮,在弹出的窗口中选择如图3-23所示的PDF文件夹(路径为:D:\ECGDATA\Out_Input\PDF),单击"确定"退出。

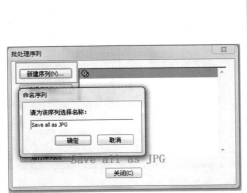

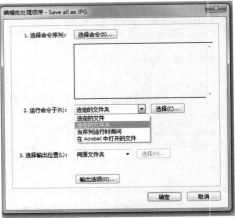

A

B

图3-22　心电图数据导出为JPG格式的软件操作界面3

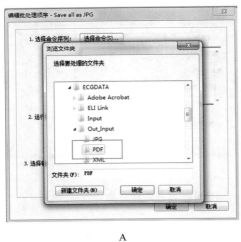

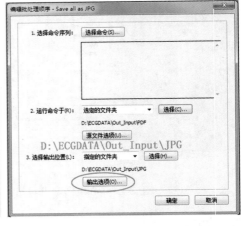

A

B

图3-23　心电图数据导出为JPG格式的软件操作界面4

第10步同第9步，将"选择输出位置"设置为"指定的文件夹"，并选择指定为D：\ECGDATA\Out_Input\JPG，单击"确定"退出。

第11步单击图3-24A所示的"输出选项"按钮，将"另存文件为"设置为JPEG，如图3-24B所示，并单击"确定"退出。

第12步确认设置和图3-24完全一致后，单击"确定"退出（图3-24）。

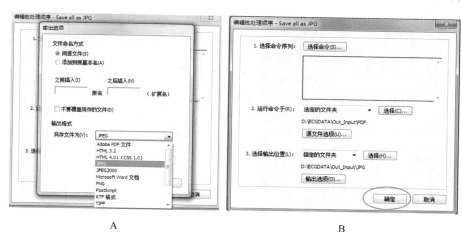

图3-24　心电图数据导出为JPG格式的软件操作界面5

第6～12步仅在第一次安装Adobe Acrobat软件或者卸载重装时需要执行，后续操作时直接跳过。

第13步在如图3-25A所示的窗口单击"运行序列"，在弹出的窗口图3-25B单击"确定"执行转换。

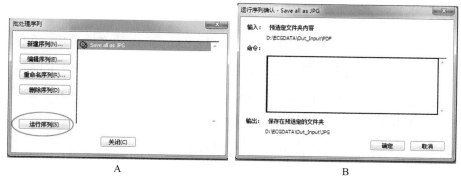

图3-25　心电图数据导出为JPG格式的软件操作界面6

第14步待转换完毕，打开图片批处理软件，如图3-26所示，将D: \ECGDATA\Out_Input\JPG中的所有文件添加到图片批处理软件中。

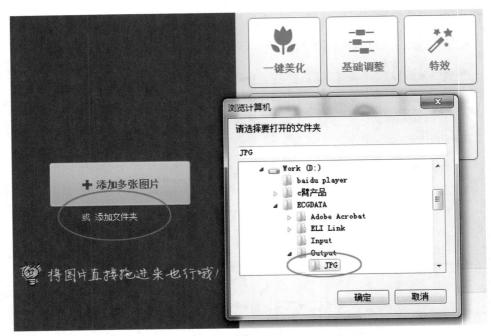

图3-26　心电图数据导出为JPG格式的软件操作界面7

第15步点击展开"修改尺寸"，如图3-27所示，将宽度设置为1260，画质选择90%，将输出路径设置为D: \ECGDATA\Output\JPG，单击"保存"。

第16步待转换完毕，将D: \ECGDATA\Output\中的文件（JPG文件夹和EXCEL文件）拷贝留存后，清空D: \ECGDATA\Output\JPG中的所有文件，然后再清空D: \ECGDATA\Out_Input\中三个文件夹PDF、JPG和XML中所有的文件。注意：每批次数据导出完毕后，请确保进行第16步中的清空文件操作，否则会生成重复的数据。

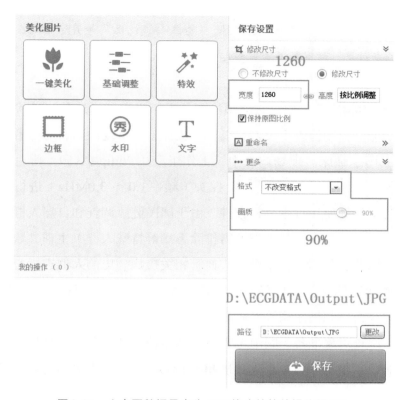

图3-27　心电图数据导出为JPG格式的软件操作界面8

重要提示　／　心电图检查质量控制要点

1. 心电图检查过程中务必及时导出数据，避免数据丢失（现场所用心电图仪最多存储100名调查对象的数据，超出时则自动覆盖较早的数据）。

2. 严格按照数据导出流程进行规范操作。

3. 注意核对excel和jpg格式导出的调查对象例数是否相同。

4. 心电图报告质量较差的可能原因：①调查对象自身的问题（肘内翻、紧张、姿势不规范等）。②导联放置问题（酒精涂抹不够时，–V3、V4导联易出现）。③周围环境存在手机等电子设备信号干扰。

5. 心电图报告提示"起搏器""急性心肌梗死"等异常情况，务必询问调查对象，核实其是否佩戴起搏器或有既往病史。

3. 心功能检查　超声心动图检查是近年来发展迅速的一种检查心脏结构及功能的辅助检查手段，它以方便快捷、可重复性高、对患者无创等优点广泛用于临床。现场调查中，工作组应用Philip-CX50（荷兰）便携式超声设备（图3-28），经胸S5-1探头（频率1.0～3.0MHz）进行心功能检查，数据处理使用自带分析软件。由于国民健康调查和自然人群队列研究的目的之一是获得自然人群（需排除患病等特殊人群）生理参数的正常值范围，因此，我们选择了没有心血管相关疾病病史的人群进行心功能检查。具体筛选标准：①现场心电图检查无异常。②无冠心病等心脏疾病史。③无高血压和糖尿病等疾病史。

（1）调查对象准备：嘱咐调查对象暴露前胸和腹部检查部位，左侧卧位或平卧位，平静呼吸。根据美国超声心动图学会指南对所有调查对象进行标准二维超声心动图检查，获得胸骨旁左心室长轴切面、心尖部四腔及两腔心切面图像，以此获得左心房前后径（LA-ap）、右心室前后径（RV-

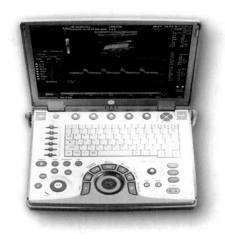

图3-28　心功能检查仪（Philip-CX50）

ap）、室间隔舒张末期厚度（IVSd）、左心室后壁舒张末期厚度（LVPWd）、左心室舒张末期内径（LVEDd）及左心室收缩末期内径（LVESd）。左心室舒张末期容积（LVEDV）、左心室收缩末期容积（LVESV）、左心室每搏量（LVSV）及左心室射血分数（LVEF）利用双平面Simpson法进行测量。

（2）仪器准备：选择合适探头，调整深度、增益等，动态图像留取至少三个心动周期；将探头置于两个主要部位，显示心脏和大血管的五个基本切面：胸骨旁左室长轴切面、大动脉短轴切面、心尖四腔心切面、心尖五腔心切面和心尖两腔心切面。存在镜像心等特殊情况时，探头应置于胸骨右缘检查。

（3）超声图像切面详解

1）胸骨旁左室长轴切面：①二维测量舒张末期室间隔及左心室后壁厚度、右心室前后径，收缩末期及舒张末期左心室前后径，获得左心室射血分数。②二维测量收缩末期左心房前后径，主动脉瓣上4cm处升主动脉内径。③M型超声观察各肌壁运动情况，测量曲线上舒张末期室间隔及左心室后壁厚度，收缩末期及舒张末期左心室前后径及相应的左心室射血分数。④二维动态图像。⑤彩色多普勒动态图像。

2）大动脉短轴切面：①二维动态图像：留取主肺动脉干长轴及主动脉瓣短轴图像。②彩色多普勒动态图像。③肺动脉瓣前向血流频谱及流速。④留取二尖瓣水平、乳头肌水平左心室短轴二维动态图像。

3）心尖四腔心切面：①二维动态图像。②彩色多普勒动态图像。③二尖瓣前向血流频谱及流速（置于瓣尖开口处）。④三尖瓣前向血流频谱及流速；如果有三尖瓣反流，留取反流频谱及流速。⑤双平面Simpson法分别测定左心室收缩末期和舒张末期容积，获得四腔心水平LVEF。

4）心尖五腔心切面：留取主动脉瓣血流频谱及流速。

5）心尖两腔心切面：①二维动态图像。②彩色多普勒动态图像。③双平面Simpson法分别测定左心室收缩末期和舒张末期容积，获得两腔心水平LVEF。

4. 血氧饱和度检测 血氧饱和度是反映血液中氧合血红蛋白含量的一个参数，是氧合血红蛋白（oxygenated hemoglobin，HbO₂）的容量占全部可结合的血红蛋白（hemoglobin，Hb）容量的百分比。血氧饱和度是呼吸循环功能的重要生理参数。无创脉搏血氧饱和度（pulse oxygen saturation，SpO₂）监测具有安全可靠、实时、无创、操作简便、价格适中等优点，已广泛应用于临床监测，也应用于临床研究和诊断等领域。

国民健康调查和自然人群队列研究中，工作组采用Masimo动脉血氧饱和度监测仪进行SpO₂检测（图3-29）。检测时，调查对象两脚自然分开同肩宽，成直立姿势，左臂自然下垂，右手（如遇外伤无法检测则换为左手）中指置于血氧饱和度监测仪的指夹中，开始检测。待读数稳定后读取数据。

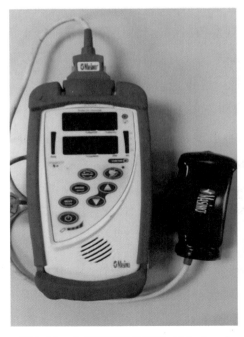

图3-29 血氧饱和度检测仪（Masimo）

5. 肺功能检查

（1）肺功能检查项目：肺功能检查用于判断调查对象有无通气功能障碍、障碍的性质和程度，辅助诊断某些肺部疾病；肺功能检查亦可作为重要的疗效判断指标，指导和评价临床治疗；此外，胸外科术前的肺功能测定有助于判断手术安全性；在劳动卫生和职业病防治领域中，肺功能检查也可用于了解工作环境对肺功能的影响并进行劳动力鉴定。

肺功能检查是运用医学计量测试技术，通过对呼吸容量、流速、压力等的测定，了解呼吸系统器官、组织的功能状态。现场调查中我们选用了德国MasterScreen Rotary肺功能检测仪（软件版本为Lab5.10），该系统完全符合并支持所有欧洲呼吸学会（European Respiratory Society，ERS）/美国胸科学会（American Thoracic Society，ATS）2005版指南关于肺功能测定的相关标准。与心功能检查类似，现场调查时工作组仅选取部分符合标准的调查人群进行肺功能检查，以评价自然人群肺功能参数的参考值范围。

（2）肺功能检查者排除标准：①近3个月接受过胸部、腹部及眼科手术。②近3个月内有过心脏病发作（心绞痛、心肌梗死、恶性心律失常等）。③近1个月内因心脏病住院治疗。④正在接受抗结核药物治疗或活动性肺结核。⑤视网膜剥离病史。⑥新近发现和正在治疗的肿瘤。

（3）现场肺功能检测的规范化操作流程

1）检查前的准备工作：①奔赴现场前：根据拟调查人数计算肺功能检查所需的耗材总量，并清点现有耗材，判断是否需要采购。如需采购，及时联系厂家告知数量及邮寄地点，全程核查耗材是否准时、足量邮寄，是否成功接收；出发前再次调试仪器，确保仪器能够正常工作，配件、电池等准备充足。完成打包和装箱后与其他现场调查所需的检查设备一起运输至调查地点。②抵达调查现场后：清点封装肺功能检查相关仪器的包装箱数量，检查仪器是否完好。如有异常需要及时上报专门负责仪器耗材管理的工作人员。与调查现场负责组织和协作的工作人员进行沟通，为现场肺功能检查提供专用的独立房间，要求尽量环境安静、不被打扰。布置检查场地，准备用于摆放肺功能检测仪、手提计算机等的桌子和椅子若干；查看外部电源是否通电；张贴检查项目导引标识。如果当地有协助进行肺功能检查的工作人员，需在正式检查前完成培训。

2）肺功能检查操作流程

A.启动仪器。在关机状态下按照计算机外壳上的示意图连接测试设备，如图3-30和图3-31所示。计算机开机，点击"JLAB"图标进行软件启动。

B.定标。①环境定标：点击"ambient conditions"输入温湿度计读数、海拔气压读数，输入海拔（使用移动海拔软件读取），按"F12"保存并退出。注意：测试时当温度变化大于2℃或相对湿度变化大于10%时，

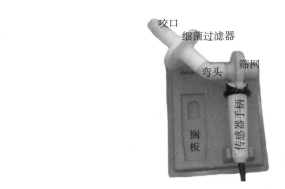

图3-30　肺功能检测仪传感器手柄连接

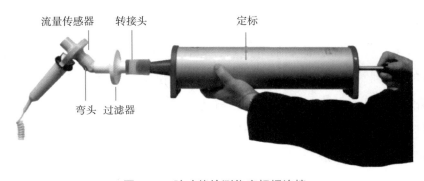

图3-31　肺功能检测仪定标桶连接

重新进行环境定标，而不用进行容量定标；只有在更换调查点时才需要重新校准海拔高度。②容量定标：点击"volume calibration"，确认传感器与定标筒连接正确，确保传感器头无空气流动干扰，点击"确定"，再点击左上角"定标"图标，使传感器口垂直放置，点击确定，推拉定标筒（注：流速4～5L/s，推拉过程中无停顿，推满拉满）直至屏幕右侧出现预测值，定标自动结束，按"F12"退出定标系统。弹出是否保存设置的对话框，点击"确定"。③三流速定标：点击"volume calibration"→确保传感器头无空气流动干扰，点击"确定"→"program"→"new calibration"→"settings…"→勾选"three-flow-protocol"→"ok"，分别以0～1.5L/s、1.5～5L/s、>5L/s三个流速各推拉定标桶三次，之后以任意流速再次推拉定标桶，定标自动结束，按"F12"退出定标系统。弹出是否保存设置的对话框，点击"确定"。在定标完成时可能出现"…out of range…"或"…repeat…"提示，提示筛网不清洁，在有条件的情况下需要更换筛网。如果条件不允许，第一种提示可以选择"否"，接受定标结果以完成后续工作，若出现第二种提示则需更换筛网。注意：在任何情况出现如图3-32所示情况时，一定要确保筛网处空气流速为0，即左手手掌严密堵住手柄无"小人"图标一侧出气口，之后点击"ok"，以下不重复介绍。

  C.输入调查对象资料。点击"patient data"建立新的待检者资料，按项目要求输入各条目，"last name"处输入调查对象姓名的拼音，按

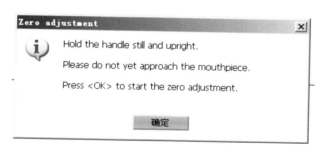

图3-32 肺功能检测仪定标时错误提示界面

"F12"返回测试界面。

D.慢肺活量（slow vital capacity，SVC）测定（图3-33）：操作步骤如下。

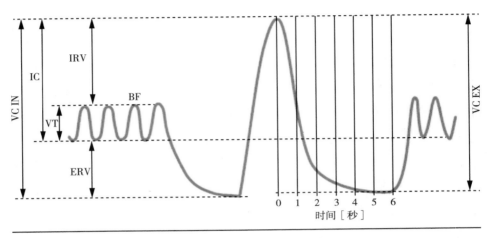

图3-33　慢肺活量测定时的容量－时间曲线

注：VT为潮气量；BF为呼吸频率；ERV为补呼气量；IRV为补吸气量；IC为深吸气量；VC IN为吸气肺活量；VC EX为呼气肺活量。

a.点击"spirometry flow-volume"，按弹出对话框要求操作，在弹出对话框中点"确定"。

b.调查对象的姿势要求和准备动作：取坐位，注意座椅平稳，要求调查对象坐直，不能倚靠靠背；双腿无交叉，双脚自然着地，头保持正直，下颌自然水平。测试时需使用鼻夹夹住鼻翼，调查对象牙齿轻咬咬口的口径变化处，确保调查对象用嘴唇严密包紧咬口，口角和鼻孔不能漏气。调查对象舌头位于咬口下面，不能堵塞咬口。调查对象双手握住传感器手柄，保持咬口在水平方向，防止唾液流入传感器。松解过紧的腰带、胸衣和其他衣物等。

c.要求调查对象平静呼吸至少5次，待屏幕右侧dvT和dFRc两个质控指示柱同时出现绿色时按"F2"，在吸气末，让调查对象深呼气到残气位再深吸气到肺总量位，再深呼气到残气位，恢复正常潮气按"F7"停止并保存。

　　d.观察数据质控情况，再次按"F2"开始新的测试，如此重复直至至少做出3次合格测试，且可重复性也必须达标。

　　e.质控和可重复性要求（图3-34）：呼气末有平台，每次深呼气时间至少大于6秒；呼吸末流速＜25ml/s；做VC前3个潮气末肺容量误差＜100ml；至少重复测量3次，VC MAX差异应＜5%或0.2L。

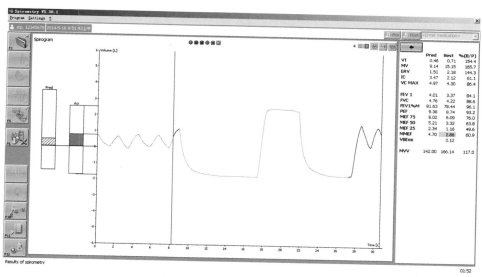

图3-34　慢肺活量质控合格时的测试仪器界面

　　E.用力肺活量（forced vital capacity，FVC）测定（图3-35）：操作步骤如下。

　　a.按"F3"，开始用力肺活量测试。

　　b.调查对象姿势要求同慢肺活量测定。

　　c.要求调查对象平静呼吸至少3次，且连续3次呼吸稳定，在调查对象呼气末，嘱其快速深吸气到肺总量位，立即用最大爆发力呼气到残气位，要求屏幕右上方标有TimeEx和EoT的两个质控指示柱同时为绿色，再用力深吸气到肺总量位，恢复正常呼吸，按"F7"停止。

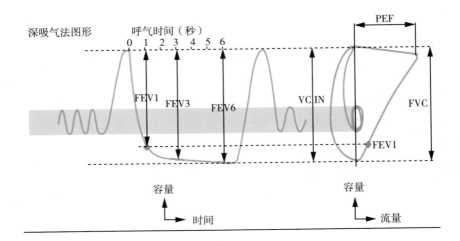

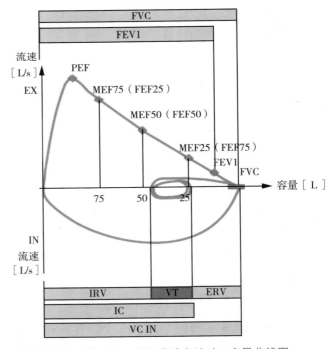

图3-35 用力肺活量测定时的容量－时间曲线和流速－容量曲线图

d.观察数据质控情况，再次按"F3"开始新的测试，如此重复直至至少做出3次合格测试，且可重复性也必须达标（图3-36）。

单次试验标准：①调查对象呼气达到最大努力，PEF尖峰迅速出现，外推容量（VBE-ex）＜5%FVC或0.15L。②呼气相降支曲线平滑，至少呼气6秒，若呼气时间＜6秒，其时间-容量曲线需出现呼气相平台且超过2秒。③呼气过程无中断，无咳嗽，无漏气，无舌头阻塞咬口，无影响测试的声门闭合等情况。

可重复性标准：①测定过程中要求调查对象至少测定3次（一般最多不超过8次）。②可接受的试验中，FEV₁和FVC最佳值与次佳值两者间差异少于0.2L。③在可接受的试验中，PEF最佳值与次佳值两者间差异少于0.67L/s。

F.结果报告：以结果中流速-容量曲线平滑且PEF最大测量值为最佳值。

G.最大通气量测定

a.调查对象姿势同慢肺活量测定。

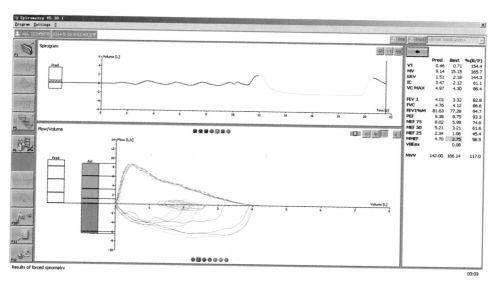

图3-36　用力肺活量合格测试图

b.按"F4",让调查对象快而深地呼吸。

c.呼吸频率按美国胸科学会/欧洲呼吸学会标准为90～110次/分。

d.质控:MVV应大于FVC的60%,要求测试2次,结果间相差不超过最小值的10%(图3-37)。

重复以上步骤测试下一调查对象。

3)检查结束后的相关工作:①数据导出:每天肺功能测试完成后,将单日测试数据导出,并进行数据清理及汇总。检查数据的批量导出:进入"JLAB"主界面,点击JSQLEXport.exe图标;进入欢迎界面后,点击"下一步";进入数据库连接设置界面后,选"use current windows user"项;然后点击"Create database";弹出窗口选择"是",用新的数据库覆盖旧的数据库(该数据库只是作为每次导出数据时的临时库,不会丢失数据);创建完数据库后,点击"Test connection"测试数据库的连接;如果弹出"Connection failed"对话框,则连接失败,请仔细检查前面的设置是否有误,如果弹出"Connection established"对话框,则连接成功;返回后点击"下一步";进入数据导出选择界面,选择所需要的导出方式,如

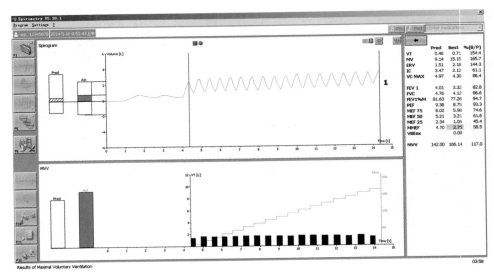

图3-37　最大通气量合格测试图

果按起止日期导出，则选择该选项；点击右侧的"下箭头"弹出日期选择菜单，按左右箭头查找年月，点击某日后选定该日期；起始日期和截止日期都选择完毕后，点击"下一步"；进入附加设置界面后，"make log info"（创建日志）项可选可不选，其他选项一般不必选择，然后点击"下一步"；进入设置校核界面后，点击"下一步"；数据开始导出；导出结束后，点击"Done"返回；点击"Export to Excel"图标；进入专用工具主界面后，首先输入数据库名称，注意该数据库名称一定要与第7步所输入的数据库名称保持一致，一般为"SQLDB"；点击"导入数据"；待数据全部导入后，点击"导出到EXCEL"；导出到EXCEL后，可进行各种统计操作，最后需点击"保存"进行保存。②检查现场的清洁工作。当天检查结束后进行卫生清洁工作，保持肺功能检查场地的整洁和卫生。③仪器清洗和消毒：按照不同部件的清洁要求（图3-38），对肺功能检测仪部件进行更换和消毒等维护工作。

流速传感头的清洗方法：①要更换流速传感头或消毒时，必须先按下

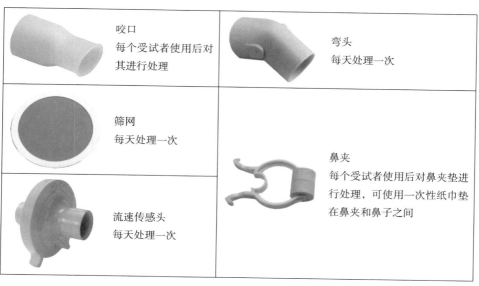

图3-38　肺功能检测仪相关部件的清洁要求

手柄上的锁定环，然后垂直将流速传感器头取下（图3-39）。②把两边的快卸卡锁分别向两侧打开。③将传感头的两瓣分开。④轻轻取下筛网和"O"字形密封圈（图3-40）。⑤在纯净水中仔细预清洗所有部件，如传感头的两瓣、快卸卡锁、筛网、"O"字形密封圈；随后将其放进10% α-糜蛋白酶液中浸泡15分钟。如果传感头上有污物、沉积物，不要使用硬物直接刮拭，而要增加浸泡时间和清洁液浓度（注：绝对不要用手、毛刷、布、纸和任何物品接触和清理筛网！绝对不要使用油性、氧化性、腐蚀性、非中性消毒和清洁剂！）。⑥在清洁后，用蒸馏水或纯净水（不可使用

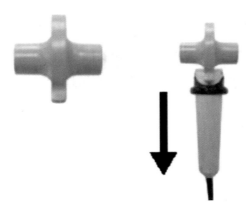

图3-39　流速传感头的清洗步骤1

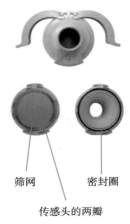

筛网　　　密封圈

传感头的两瓣

图3-40　流速传感头的清洗步骤2

矿物质水）漂洗干净所有部件并彻底晾干。⑦按照相反的顺序，重新安装流速传感头。

4）运输管理：①清点耗材使用情况，及时记录。②耗材整理箱根据耗材的消耗情况适时合并，实时记录变化情况。③现场调查结束后，及时打包和整理。填写《耗材明细表》、装箱目录清单等，做好记录工作。④调查现场转运物资时，在搬运过程中，务必确保包装箱全部装车运输，并及时核查是否全部抵达及包装是否破损。

重要提示 / 肺功能检查现场常见问题及处理技巧

✓ 肺功能检查前的注意事项

1. 排队时禁止喧哗，可由现场工作人员不定时维持秩序。

2. 由于进行肺功能检查前需完成身高、体重的测量，当调查对象的这些信息存在缺项时，需及时指引其先完成相关检查。

3. 当排队等待检查的人员过多时，及时疏导调查对象先检查其他项目或将超额人员劝退（或改约检查时间）。

✓ 检查中的注意事项

1. 提前告知调查对象可能存在的风险，如在检查的任何时段出现身体不适，则立即终止测试。

2. 实时观察调查对象的姿势和动作是否规范，如不规范需及时纠正，必要时重新测量。

3. 当调查对象唾液过多时，需及时取下肺功能检测仪的咬口，擦拭仪器。若调查对象唾液过多影响检查正常进行时，应停止检查。

4. 若调查对象多次无法完成测试，根据现场时间安排，在适当的时间终止检查并向调查对象解释说明。

5. 关于吸烟史的询问。有些人可能会避讳自己的吸烟行为而未如实告知工作人员。因此，工作人员在检查前，应首先强调，检查时所获取的调查对象的所有信息都是保密的，并且在未来使用时不会显示任何个人标识信息；在进行肺功能检查时，若工作人员认为对方可能吸烟，但在问卷中却标识为"从未吸烟"，则需在问卷"吸烟情况"部分标注"*"，并告知问卷调查员，由后者重新询问。也可以由肺功能组工作人员直接填写吸烟史并在纸质问卷中签名，以备后续核查。

（4）肺功能检查指标及其说明：肺功能检查指标名称及其含义见表3-5。

表3-5　肺功能检查各项指标及其含义

指　标	含　义
潮气量（VT）	静息呼吸时每次吸入或呼出的气量称为潮气量（tidal volume，VT）。VT在安静状态下是相对稳定的，每隔一段时间会出现一次深呼吸，其深度约为VT的两倍，也称为叹气样呼吸。发热或运动时因机体耗氧量及二氧化碳产生量增加，呼吸加深增快，代谢性酸中毒呼吸代偿时也会出现深大呼吸，VT明显增大。阻塞性通气障碍患者，常采用深慢呼吸，VT较大。深慢呼吸可以降低气流阻力，减少呼吸做功。但当气道阻塞进一步加重，出现严重的通气功能障碍，因吸气需要克服的阻力增加，出现浅快呼吸，VT减小，呼吸效率下降。限制性通气功能障碍因吸气时胸肺弹性阻力增加，常采用浅快呼吸形式
每分通气量（MV）	在基础代谢情况下每分钟所呼出的气量，由潮气量乘每分钟呼吸次数求得
呼吸频率（BF）	胸部的一次起伏就是一次呼吸，即一次吸气和一次呼气。每分钟呼吸的次数称为呼吸频率（breathing frequency，BF）
补呼气量（ERV）	平静呼气后尚能呼出的最大气量
深吸气量（IC）	平静呼气后所能继续吸入的最大气量（潮气量＋补吸气量）
肺活量（VC）	让调查对象做最大的深吸气，然后平缓地做最大深呼气，测定呼出的气量，即为肺活量（vital capacity，VC）。可能导致VC下降的因素：①肺本身的因素。②胸膜腔的因素。③胸壁因素（包括膈肌）。④呼吸肌的因素
用力肺活量（FVC）	调查对象深吸气至肺总量（total lung capacity，TLC）位后，尽快尽量（最大用力和最快速度）地呼出肺内气体，所呼出的气量即为用力肺活量（forced vital capacity，FVC）

指　标	含　义
第1秒用力呼气容积（FEV_1）	FVC测验中第1秒呼出的气体容积。第1秒用力呼气容积（forced expiratory volume in one second，FEV_1）可重复性好，且容易获得，故临床应用非常广泛。FEV_1既是容积检查，也可以认为是呼气流量检查
第1秒用力呼气容积与用力肺活量比值（FEV_1/FVC）	FEV_1与FVC的比值，又称为一秒率，正常人1秒率在70%以上，＜70%可考虑存在气道阻塞性疾病，但因1秒率与年龄呈负相关，年龄越大1秒率越低，对高龄调查对象需要注意鉴别。在FVC减少的调查对象中可以根据该比值鉴别出气道阻塞的调查对象；FEV_1/FVC值对于鉴别FEV_1降低原因很有价值，FEV_1下降而FEV_1/FVC正常通常提示限制性肺疾患
呼气流量峰值（PEF）	用力呼气时，气流通过气道的最快速率，与患者的努力程度、肺容量和呼吸肌力量有关。当排除后三者的影响时，呼气流量峰值（peak expiratory flow，PEF）常直接反映气道的通气功能情况。哮喘患者在哮喘发作时，PEF常降低，提示通气能力受到影响，PEF绝对值是反映哮喘疾病的常用指标之一
剩余75%FVC时的最大呼气流速（MEF_{75}）	剩余75%用力肺活量时的最大呼气流速
剩余50%FVC时的最大呼气流速（MEF_{50}）	剩余50%用力肺活量时的最大呼气流速
剩余25%FVC时的最大呼气流速（MEF_{25}）	剩余25%用力肺活量时的最大呼气流速。MEF_{50}、MEF_{25}两项指标的实测值/预计值＜70%，且MEF_{50}：MEF_{25}＜2.5：1，即认为有小气道功能障碍
25%～75%FVC间的平均最大呼气流速（MMEF）	25%～75%FVC间的平均最大呼气流速。该指标不取决于用力的大小，而与中小气道内在的特性有关，反映的是呼气的非用力部分，至一定程度用力时流量恒定不变，流量下降的大小取决于小气道的直径，可反映小气道气流阻塞。当FEV_1/FVC在正常低限时，MMEF的降低有助于诊断气道阻塞。在检测早期气道阻塞方面更灵敏，但其正常值范围更宽
最大通气量（MVV）	为最大每分通气量，受检查者按每秒一次，以最大最快速度呼吸12次气量再乘以5测得。本项检查实质是通气储备能力试验，用以衡量胸廓肺组织弹性、气道阻力、呼吸肌力量，医学上多用实测值与理论预计值的比例来表示其大小，正常大于80%，低于60%为异常，提示通气储备能力降低

（三）骨密度测量

1. 骨密度检查项目　骨密度检查旨在测定人体骨峰值及骨矿物质密

度（bone mineral density，BMD），为骨质疏松症（osteoporosis，OP）的诊断和治疗提供参考依据。

目前常用的骨密度测量设备包括双能X线骨密度测量仪、定量CT骨密度分析系统和超声骨密度仪。由于X线和CT骨密度测量均会对人体产生辐射，且在大规模人群调查中移动不便，国民健康调查和自然人群队列研究现场采用了超声骨密度仪（法国MEDILINK，图3-41）进行骨密度的测量。超声波穿过跟骨，通过超声波的衰减估计骨密度的数值。

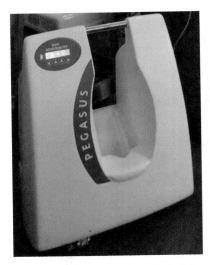

图3-41　MEDILINK超声骨密度仪

2. 骨密度测量的流程与规范化操作要求

（1）测量前的准备工作

1）场地准备。尽量选择安静的独立空间，地面平整。远离存在较大环境噪声的场所，以免地面有察觉不到的振动，影响仪器测量结果。

2）仪器准备。将超声骨密度仪摆放平稳，检查仪器各部件的工作状态。

3）耗材准备。骨密度测量所需准备的仪器和耗材见表3-6。

表3-6　骨密度测量所需仪器与耗材一览表

仪器与耗材名称	数量	说明
超声骨密度仪	1～2	用于测量跟骨骨密度
手提计算机	1～2	用于连接骨密度仪进行检测操作
电源线/电源延长线	1～2	避免调查现场所配备的电源线长度不够
椅子、脚凳	4～5	方便检测者、辅助检测者（为调查对象涂抹耦合剂）、调查对象、等候检测的调查对象使用（如果现场有富余的椅子，再准备一把给调查对象穿鞋用最佳，这样可以节省时间，提高工作效率）
桌子	2～3张	用于放置计算机和摆放相关用品
脚垫	1～2张	方便调查对象检测前脱鞋并涂抹耦合剂
纸巾	若干	用于擦除脚后跟残留的超声耦合剂
手套	按每人每天2～3只准备	工作人员使用
75%酒精	按每月1～2瓶准备	消毒
棉签	按每人1～2支准备	用于为调查对象涂抹超声耦合剂
耦合剂	按每月1～2瓶准备	涂抹于调查对象脚后跟，使探头与测试部位充分接触，提高信号采集的质量
垃圾袋	按每天1～2个准备	用于投放纸巾、棉签等垃圾
热敏纸	按每月1～2卷准备	用于骨密度报告打印
宣传海报	若干	用于宣传骨质疏松等骨骼健康相关知识

　　4）连接仪器。首先连接三根导线。①仪器→计算机，是数据导出的连接线。②仪器→电源，非必须应避免触碰。一旦断电，仪器会自动关机，对仪器造成较大的损害，现场工作也即刻中止。因此，建议在仪器工作时连接外接电源，以防断电。③扫码枪→计算机，扫码枪的USB接口连接到计算机的USB接口，用于进行调查问卷的条形码扫描和信息输入。

　　5）启动仪器。开机顺序为超声骨密度仪→计算机→程序软件。超声骨密度仪开机成功后，仪器上的液晶显示屏变亮，并正确显示出图标。

6）仪器校准。采用机器厂商配套的标准骨模进行校正。每天开始检查时，先开启骨密度仪预热5分钟，在此期间将原装耦合剂涂抹于骨模对应位置，然后将骨模准确放置在仪器底部，骨模斜面沿着仪器斜面放置（带标识面水平朝上）（图3-42）。启动"日常校准程序"，测试一次通过即可，左侧屏幕有一系列通过提示。

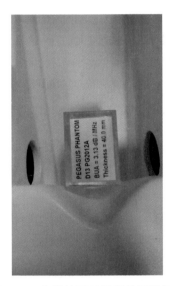

图3-42　仪器校正时骨模的摆放位置

7）场地布置。①骨密度仪：靠近骨密度仪主测者所在的桌子，正对调查对象，且便于调查对象右脚放置其中。②棉签、耦合剂，放在辅测者的左手边，方便拿取。③擦手纸，放在辅测者的右手边。最好距离辅测者近，调查对象每人一张。④热敏纸方向摆放正确，即粗面朝上、光面朝下（粗面为打印面）。若打印时卡纸，把热敏纸突出一点再放入即可。（上述耗材根据工作人员个人习惯准备）。⑤垃圾袋，要放在显眼的位置，利于调查对象将擦手纸及其他垃圾扔在指定位置。测量人员、调查对象和其他物品的相对位置如图3-43所示。

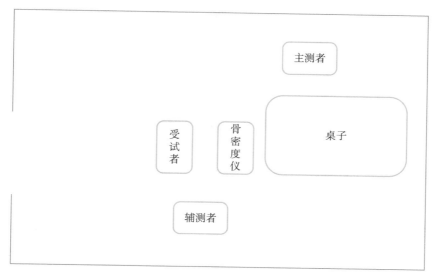

图3-43　骨密度测试现场人员与物品相对位置关系

（2）骨密度测量

1）信息录入：①用扫码枪扫描调查问卷的ID条码，可将ID号自动录入计算机客户端界面中的ID文本框中。②输入调查对象的姓名拼音全拼（或其他形式的标识）。③将出生年月（按照调查问卷中的信息）录入到检测程序相应栏。④勾选性别。⑤勾选民族。仪器默认的是欧洲人群，所以每次测试时需要手动改为亚洲。⑥信息框切换时用"Tab"键，输入完毕后，核对调查对象所有信息，确认无误后保存。

2）开始测量：调查对象坐于骨密度仪前方，裸露右足。辅测者在调查对象足跟两侧均匀涂抹耦合剂并嘱咐调查对象将右脚放置于骨密度仪凹槽中央，足底平贴于脚踏板上，足跟紧贴凹槽后壁，小腿与脚踏板保持垂直。开始检查后，超声探头从凹槽两侧伸出，触碰足跟两侧后停顿并缩回，检查结束。注意测量的位置为脚后跟跟骨侧面部分，如图3-44所示。

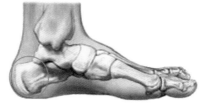

图3-44　足跟骨侧面示意图

　　具体操作步骤：①首先，调查对象脱掉鞋袜，将右脚放在检查凳上，辅测者用棉签将耦合剂均匀涂抹于调查对象右足跟骨的两侧（有些特殊情况需要注意：若调查对象右脚因受伤或手术等原因无法测量，可换为左脚检测）。②启动测试程序，嘱咐调查对象保持脚部不动（否则可能造成测量结果不准确），并告知探头接触不会对身体造成伤害。测量完成后，查看计算机屏幕中的测试报告单打印预览，再次核对调查对象基本信息，确认无误后打印。测试完毕，待探头缩回至初始位置后，调查对象方可将脚移开。告知调查对象测量结果并进行解释说明。

　　3. 测试完成后的现场工作　①每天测试结束，启动清洁探头程序，待探头伸出后，用湿纸巾由里向外擦拭。②注意关机顺序：程序软件→骨密度仪→计算机。③每天现场调查结束整理仪器前需要擦拭仪器机身，用泡沫清洗剂和抹布清洗。擦拭完毕后晾干5分钟，不能日光直射。待机身干燥后装箱。④将仪器平稳放入铁皮箱，并用卡锁卡紧，箱内禁止放置尖锐物品。⑤将数据线和骨模保存好（注意：数据线头端勿折，以防损坏）。

　　4. 数据导出　将骨密度软件中的"数据管理"打开，点击左上角的"管理检测"，选择列表中要导出的数据，点击列表下方的"输出检测"，指定输出路径后点击"保存"。此时输出的是.xml文件，需转换为excel版本文件。转换后从excel数据中抽查几条数据与计算机上的原始测量结果进行比对，核对是否一致。导出的数据单独按照日期保存到特定文件夹中。

　　导出数据后一般建立三个文件夹：原始数据、清洗数据和勘误数据。从计算机里导出来的是原始数据，一般不能在该文件中进行修改操作。复制一份原始数据，重新命名为清洗数据，然后在excel中进行修改。清洗数据一般清洗的是非样本数据、重复数据和错误数据。首先可以根据ID号找出非样本数据（一般命名样式为000001）；重复数据中只能保留一个数据，一般是时间最新的数据。错误数据包括性别、年龄、民族等存在关键信息错误的数据。将这些非样本数据、重复数据和错误数据记录在勘误表里，并进行文字说明：如记录从仪器中导出的数据量，删除的数据记录，保存的数据量和编号范围，删除的非样本数据、重复数据和错误数据各自的数量等。

重要提示 / 骨密度仪的维护

1. 每次在前往现场前，需要提前调试骨密度仪，确保仪器能够正常工作，并提前测试热敏纸是否可打印。

2. 每天仪器持续工作时间不宜过长。现场测量时尽量保证连续工作3～4小时后使仪器休息10～15分钟，否则易发生故障。最常见的故障是打印报告单乱码（此时仪器仍能正常检测）。若不及时修整，可能导致更严重的结果，如仪器初始化失败，届时仪器将无法继续测量，需要专人维修。当仪器由于长时间工作发生死机等现象时，可等待5分钟后尝试重启计算机和仪器（无需重新校正）。

（四）眼科检查

无论是在临床还是科学研究实践中，视力（visual acuity，VA）评估都是眼科评估的关键部分。VA是指视觉的清晰度，即眼睛分辨细小物体及其细微部分的能力。视力取决于光学和神经因素，即眼睛内视网膜图像的清晰度、视网膜的健康状况和功能，以及大脑处理和加工图像的能力。VA的测量是通过心理物理学程序实现的，通常将物理刺激特征与调查对象的感知及其产生的反应联系起来，可以使用视力表、光学仪器或计算机测试来完成。

1. 视力测定与ETDRS对数视力表

（1）logMAR视力表：在临床和科研实践中，最小分辨率角度的对数

（logarithm of the minimum angle of resolution，logMAR）视力表已被广泛应用于VA的测量。该视力表于1976年由澳大利亚视力研究所开发，可实现较准确的视力估计（优于传统的Snellen视力表）。根据Weber-Fechner法则（刺激引起的感觉量大小与刺激的物理强度的对数成正比），当最小分辨率角度（视角）以几何级数变化时，视力呈算数级数变化。因此，只有将视角做对数转化才能完全符合Weber-Fechner法则，并用于度量视力，这正是目前logMAR视力表的理论依据和设计基础。总的来说，logMAR视力表作为一种被推荐的视力测定工具，尤其适用于科学研究。logMAR视力表种类较多，主要包括原始的Bailey-Lovie视力表及美国国家眼科研究（National Eye Institute，NEI）所为早期治疗糖尿病视网膜病变研究（early treatment diabetic retinopathy study，ETDRS）开发的ETDRS对数视力表等。

国内外现存的视力测试表种类繁多，具体测量及数据处理方法各异，导致不同研究间结果的可比性较差。为了降低研究间的差异，并提高视力测试的规范性和可靠性，ETDRS对数视力表已成为国际流行的视力测试"金标准"，同时该视力表已被美国食品药品监督管理局和其他监管部门普遍接受。此外，研究表明，ETDRS对数视力表同时适用于成人和儿童，且人为因素所致的差异较小，可靠性较高。

（2）ETDRS对数视力表设计特点：①每行视标（视力表中测定视力用的各种字母、数字和图形等）数目固定不变（5个）。②相邻行间视标大小呈恒定几何级数递变。③每行内视标间距恒定且与该行视标大小成比例。④行间距等于两行中较大行视标的宽度，即行间距呈恒定几何级数递变。⑤视标增率（相邻两行视标大小的比例）恒定。ETDRS对数视力表根据视标的不同可分为不同系列，图3-45为Tumbling E版示意图。

（3）ETDRS对数视力表的优点：ETDRS对数视力表的以上设计特点使其具备了诸多优点：①视标间距及行间距的设计控制了视标排版因素导致的视标轮廓相互作用和拥挤效应对测试的影响。②每行视标数目固定不

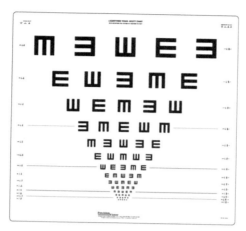

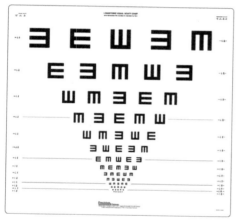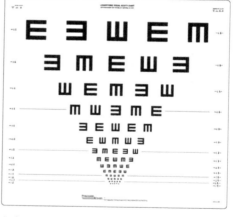

图 3-45 ETDRS 对数视力表（Tumbling E 版）

变、分辨难度一致，可实现逐个视标连续计分（每行视标数目不同时仅可逐行计分），以提高测试精度，缩小视力评分差异的置信区间，这对现场研究人员和临床医生来说意义重大。③视标增率恒定，低视力者可改变测试距离使用而不影响测量效果，便于后期数据校正分析。

（4）ETDRS 对数视力表使用装置及环境要求：照度和亮度均可影响 VA 的测量，为提高 VA 测定的精确性和操作的可重复性，NEI 建议 ETDRS 对数视力表的测试亮度应在 80～320cd/m²。不同研究间的亮度变化低于 15% 时可获得较好的检测一致性。使用 ETDRS 对数视力表测定 VA，应使用该亮度范围内的荧光灯泡，且检查室的光线应较暗。

（5）ETDRS对数视力表计分方法：ETDRS对数视力表的标准测试距离一般为4m。常规计分方法要求测量对象从第一行的第一个视标开始，逐个阅读，当测量对象不确定时允许猜测一次且不可更改，直至某行至少有3个视标认错。记录下所有阅读正确的视标并计算总得分。常规计分法较为耗时，有学者提出了快速计分法。快速计分法要求调查对象从第一行开始，只读每行中任一个视标（换行时更换位置），若可看清则移至下行。如果某行有两个及两个以上错误则返回上一行，若该行错误数小于等于1则认为该行都可看清，直至停止。

（6）ETDRS对数视力表与我国国标标准对数视力表：我国主要采用国标标准对数视力表（GB 11533—2011），见图3-46。该视力表大视标个数较少，难以评估低视力者的视力变动情况；每行视标数目不定影响测量精度和灵敏度；不同行中视标间距变化不一、行间距未随视标的大小改变而导致拥挤效应不一致，影响弱视儿童的诊断和干预措施效果观察。因此，基于国标标准对数视力表获得的研究结果难以用于国际交流和比较，不利于研究成果的国际认证。

鉴于ETDRS对数视力表具有较高的规范性和可靠性，新开发的其他版本的视力表

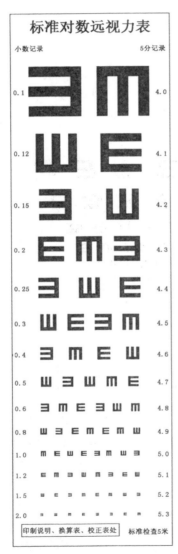

图3-46 标准对数视力表
（GB 11533—2011）

须根据ETDRS对数视力表在健康对照人群和患者人群中进行验证，以确保检测的等效性。然而，ETDRS对数视力表也具有一定的局限性。如对于视野缺失患者，一旦患者失去了在视力表上的位置视野，就很难重新开始并继续阅读，此时视力测试就变成了对视力表上字母位置的定位能力测试。针对此类情况，电子视力（electronic visual acuity，EVA）测量系统（屏幕中央仅显示每行的单个视标）可为患者提供更准确的视力测量结果。

2. 现场视力检测规范化操作

（1）ETDRS视力表和相关材料准备：①将视力表放置于稳定平面，用视力表支撑架稳固支撑；准备测视力时所需的眼罩（图3-47）。②标示距离线：视力检查的常规距离为4m，画出4m和1m距离线，将距离线清晰标识于地面（图3-48）。③将小镜子放置于视力表前适当位置，胶带固定，用于观察调查对象。④连接视力表电源线，开启开关。于4m线处查看视力表位置摆放是否合适，左右高度是否相等，根据情况调整视力表，使其保持水平。

（2）操作环境准备：视力检查时，要求检查房间内无光线直射，亮度合适。可通过拉上窗帘、遮光布等来遮蔽强光，开启照明灯。

（3）操作规程：①在距离视力表4m处，按照先右眼后左眼的顺序，

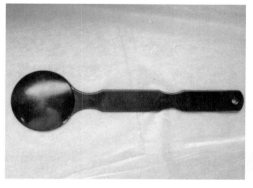

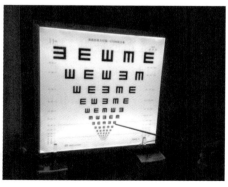

A   B

图3-47　现场调查时使用的眼罩和视力表

注：A为眼罩；B为视力表。视力检测时先遮左眼，再遮右眼。

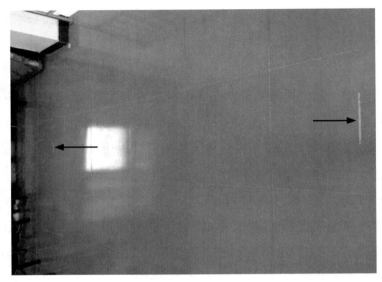

图3-48 视图检查时视力表和调查对象距离示意图

分别检查调查对象双眼。戴近视或远视镜者查戴镜矫正视力。检查时选择四个字母进行认读，如四个字母全部读对，换下一行进行认读，也可根据被测者反应速度快慢，适当调整认读行。②如果被测者在4m远处无法辨识最上行的4个字母，则在1m远处再次检查。如果在1m远处仍不能看清最上行字母，则检查手动、指数、光感、无光感（检查距离为30cm）等。手动是指在调查对象眼前晃动手掌；指数是伸出手指，测试调查对象可否看清手指数；光感是用手电筒照射询问调查对象是否看得到光，无光感则是手电筒照射后调查对象看不到光。③视力记录方式：调查对象只看错1个字母或1个字母都未看错的最小行作为视力检查结果。

> **重要提示 / 视力检查要点**
>
> 1. 视力检查时要求眼睛正常睁开，平视前方，不能眯眼或歪头看。
> 2. 严格执行先查右眼再查左眼的检查顺序，以避免记录时出错。

3. 对于不了解视力检查规则的调查对象，工作人员应先教其认读方法。

4. 视力表需固定牢固，可通过胶带固定于墙壁等较坚固的物体上，以免使用过程中视力表掉落发生损坏。

3. 验光仪检测规范

（1）设备简介：NIDEK ARK-510A是一款计算机验光/角膜曲率仪，是一个包含验光仪和角膜曲率仪的二合一设备。验光仪可客观地从调查对象的屈光状态来测量球面屈光度、柱面屈光度和散光轴角度。角膜曲率仪可测量角膜曲率半径（角膜屈光力）、主径线方向及角膜散光度数。设备构造图如图3-49所示。

（2）设备连接：①将主机置于稳定的工作台上。②将主机轻轻倾斜向一侧，以便连接电源线及数据输出线（图3-50）。连接计算机的数据线固定连接计算机右边的USB接口。验光仪电源线另一端插于电源插板上。③连接完毕后，将设备放平，打开电源开关。

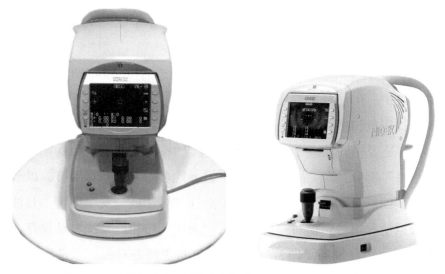

图3-49 计算机验光/角膜曲率仪（NIDEK ARK-510A）示意图

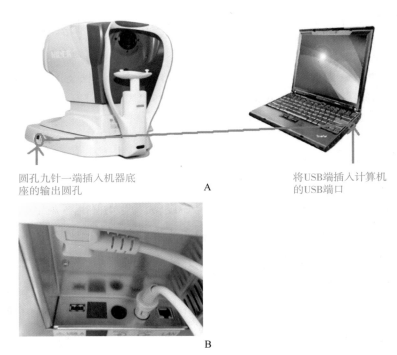

圆孔九针一端插入机器底
座的输出圆孔

A

将USB端插入计算机
的USB端口

B

图3-50 验光仪连接示意图

注：A为数据线与计算机连接图；B为验光仪底部连接图。

（3）数据采集

1）双击计算机桌面图标"千里眼"，启动"千里眼"系统，界面如图3-51所示。

2）点击软件菜单栏"新注册"按钮，启动患者注册界面（图3-52）。

图3-52中，ID、姓和性别为必填项。注意：①"ID""验证ID"的录入可通过扫码枪扫描问卷上的条码输入。软件有自动查重和检验"ID"与"验证ID"是否相同的功能。在扫码的过程中，要注意核对ID号是否正确。②"姓"部分：在"姓"文本框中输入姓名的字母缩写即可，以节约时间。③"性别"部分：在下拉菜单中选择"男"或"女"即可。其他文本框可根据情况填写，填写完后，点击"关闭"按钮，系统自动保存，并打开调查对象信息画面（图3-53）。如不想新建调查对象，点击界面右上角"×"关闭患者注册界面。

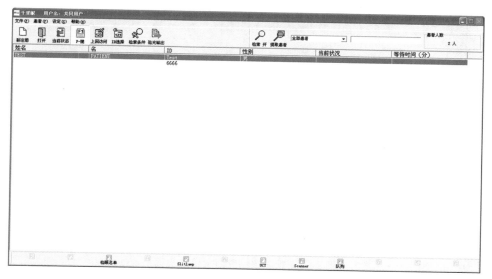

图 3-51　验光仪启动界面

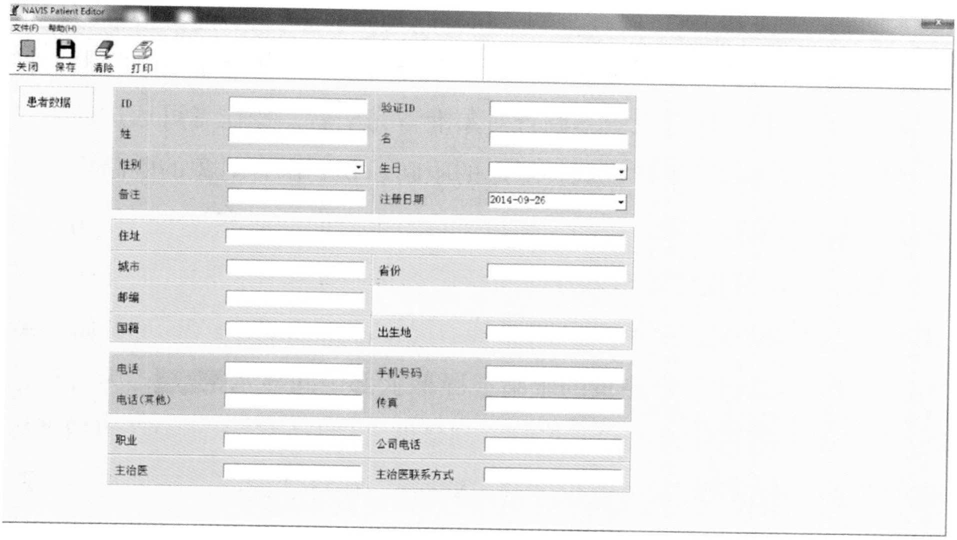

图 3-52　验光仪患者注册界面

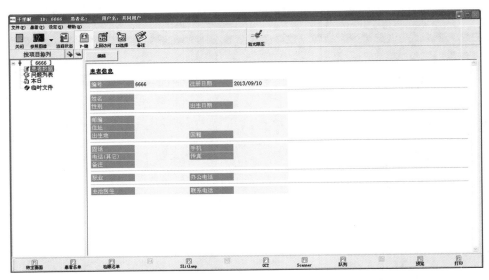

图3-53　验光仪调查对象信息界面

3）通过验光仪进行屈光检查：通过验光仪进行屈光检查时的注意事项：①确认机器开关已打开，锁定控制杆已扳起。②每天开始检查前，用酒精棉球清洁前额托和下颌托。③指导调查对象将下颌置于下颌托上，将前额靠于前额托。睁开双眼。调查对象准备完毕后，操作者可通过前后左右四个方向推动机身来寻找调查对象的眼睛。找到调查对象的眼睛后，可通过手柄进行前后微调，转动手柄可进行上下方向的对准。也可使用手柄左侧 上下调节按钮调节调查对象眼睛高度。④操作同时，关注仪器显示屏幕。图3-54中，显示了仪器屏幕。屏幕左上角显示"R"（右眼）或"L"（左眼），提示正在测量的眼睛；屏幕上部中间显示 ，为自动检测，即眼睛实现最佳对准和调焦时，测量即自动开始，无需按任何拍摄按钮。按显示屏左侧第一个按钮可调出 。在自动检测的条件下，当眼睛实现最佳对准和调焦时，屏幕中心圆环变为黄色，此时即进行自动拍摄。该圈为绿色或红色时，表示距离稍远或稍近，此时稍微前后移动即可变为黄色。每只眼完成测量后，屏幕上会出现"FINISH"字样。双眼均出现"FINISH"后，即检查完成。若屏幕上出现"KM？"字样时，此时

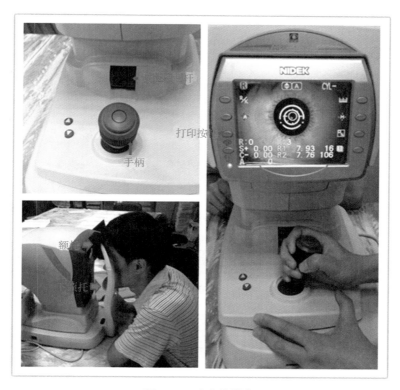

图3-54　验光仪操作

需要求调查对象睁大双眼或扒开其上眼睑，同时按下手柄顶端中间的按钮再次进行测量，直到出现"FINISH"。⑤如需打印，需在测试前安装打印纸。检查完成后，按验光仪面盘上的"打印"按钮。调查对象检查数据自动传输到"千里眼"系统，在左侧出现"屈光和/或角膜曲率"，即表明数据传输成功。调查对象角膜曲率测量值查看如图3-55所示。

下一步点击"当前状态"按钮，在下拉框中选择"已挂号患者"，可进行当天检查人数的统计，查看软件右上角"患者人数"。点击软件菜单栏"关闭"按钮，返回到系统主画面，这时可再次点击"新注册"按钮进行下一位调查对象的检查。

（4）数据导出：点击"千里眼"软件主画面"验光输出"按钮，启动验光数据导出界面（图3-56）。可以选择不同时间段或者根据调查对象姓

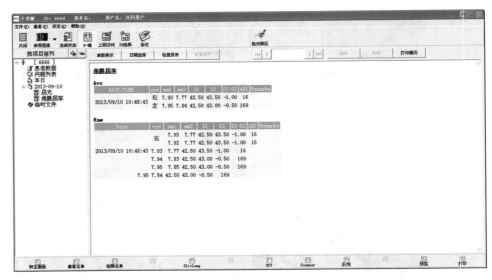

图3-55　调查对象角膜曲率测量值界面

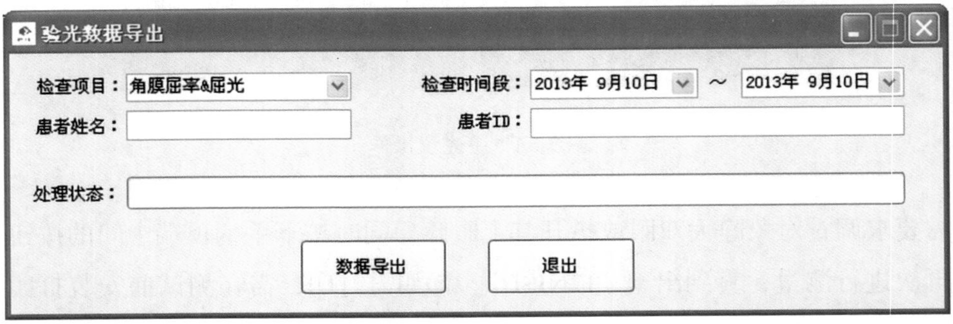

图3-56　验光数据导出操作界面

名、ID自由组合进行数据导出。

　　点击"数据导出"按钮后显示如图3-57所示。

　　填好文件名，选择好文件存放路径，点击"保存"按钮，等待文件输出结束（图3-58），如文件多，等待时间稍长。

　　同一调查对象若有两条数据，导出数据时会提示哪些ID有两条数据，根据提示找到相应ID，将数据记录于记录本上，手动删除该ID号，再进行数据导出。最后在excel上将该ID的数据补充上。

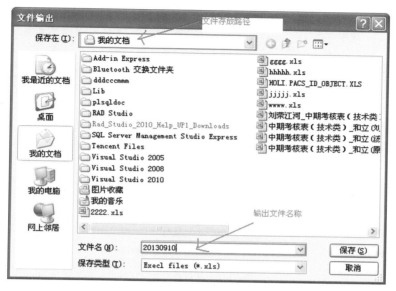

图 3-57 验光数据文件输出界面

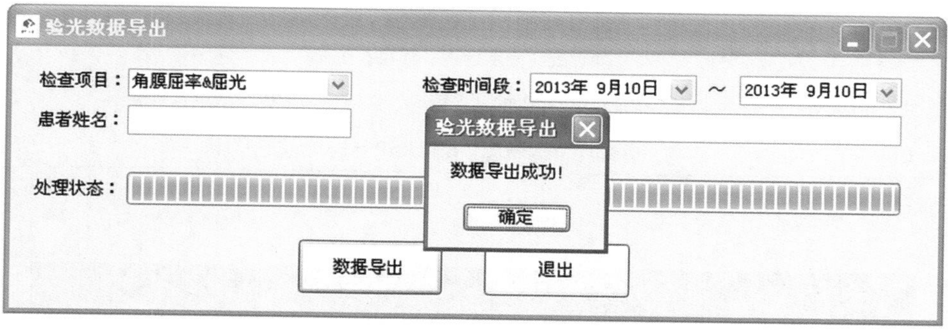

图 3-58 验光数据导出结束界面

　　手动删除 ID 步骤：记录下该 ID 号，到"计算机"→"C 盘"→"Qian LiYan"文件夹→"DataManager"文件夹→"DataMgrTool"文件夹→双击"DataManager.exe"图标→出现"Logon"界面，在"username"栏输入 administrator，"password"栏输入 administrator，点击"OK"，点击"Del.Patient"，出现 　　　　 ，在"Code"栏输入需要删除的 ID 号，点击"Delete"即可。

（5）输出的各项指标及其含义：验光各项指标缩写及含义见表3-7。

表3-7　验光各项指标缩写及含义

指标	含义
RS/LS	右眼/左眼球镜度数，即近视或远视度数
RC/LC	右眼/左眼柱镜度数，即散光度数
RA/LA	右眼/左眼散光轴位
RR1mm/LR1mm	右眼/左眼角膜前表面水平方向曲率半径
RR1D/LR1D	右眼/左眼角膜前表面水平方向屈光度
RR1deg/LR1deg	右眼/左眼角膜前表面水平方向散光轴角
RR2mm/LR2mm	右眼/左眼角膜前表面垂直方向曲率半径
RR2D/LR2D	右眼/左眼角膜前表面垂直方向屈光度
RR2deg/LR2deg	右眼/左眼角膜前表面垂直方向散光轴角
RSE/LSE	右眼/左眼等效球镜度数
RDIA/LDIA	根据RSE/LSE来判断右/左眼的球镜屈光状态，如近视、高度近视、远视、正视
RANI/LANI	右眼/左眼的散光情况，根据RC/LC的度数进行判断
DIA	屈光参差情况，根据RSE与LSE差的绝对值判断

重要提示　／　现场屈光检查要点

1. 数据采集前，询问调查对象是否佩戴角膜接触镜，如佩戴则不进行此项检查。摘除角膜接触镜后至少2小时方可进行检查。

2. 在检查过程中，如果调查对象因为眼部外伤史、手术史、严重的翼状胬肉等使测量多次都无法出现"FINISH"的提示时，放弃对该眼的测量，将ID号、未测量的指标等如实记录以备查。

4. 翼状胬肉检测规范 使用裂隙灯检查调查对象是否患有翼状胬肉。

裂隙灯的配件及结构如图3-59所示。

（1）KJ5S2手持裂隙灯准备：①取出手持裂隙灯、前额固定支架、电池。②将电池稳固地插入底座的电池盒内。③将前额固定支架安装于裂隙灯上。④操作环境避免阳光直射。检查时不散瞳。检查顺序：先检查右眼，再检查左眼。

（2）判断依据及数据记录：①翼状胬肉的诊断标准：睑裂区出现翼状的纤维血管组织侵入角膜即可诊断为翼状胬肉。②若存在翼状胬肉，注明眼别、鼻侧、颞侧或双侧，并根据翼状胬肉头部位置进行分级，分级标准：1级：翼状胬肉头部位于角膜缘；2级：翼状胬肉头部位于角膜缘与瞳孔缘（未散瞳）之间；3级：翼状胬肉头部位于瞳孔缘；4级：翼状胬肉头部超过瞳孔缘。③根据翼状胬肉形态及颜色分为两期，即静止期和活动期。

（3）注意事项：检查过程中注意询问调查对象是否有翼状胬肉手术史。

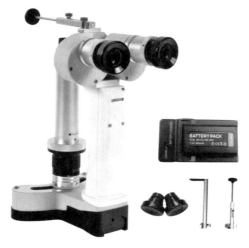

图3-59 裂隙灯结构示意图

（五）听力、嗅觉和口咽检查

1. 听觉功能检查

（1）听觉功能检查项目：听力下降影响生活的诸多方面，如言语发育、认知、交流、教育、就业、心理健康和人际关系等。了解听力损失在正常人群中的分布情况及导致听力损失的病因可为制订耳聋防治策略提供科学依据。纯音测听是最基本也是首选的听力测试方法，可以对听力损失进行定性定量诊断，反映从外耳到听觉中枢整个听觉传导通路的情况，是目前能够准确反映听敏度的主观行为测试之一。人群听觉功能筛查仅测试纯音气导听阈。

（2）听觉功能检查对象排除标准：①认知障碍：包括痴呆、理解力障碍等。②耳廓皮肤破溃：包括外伤、肿瘤或急性炎症导致的耳廓皮肤损伤。

（3）现场听觉功能检查规范化操作流程

1）准备工作：①测试环境：尽量使用安静的独立房间，噪声计测量环境本底噪声在40dB以内。②检查仪器：检查仪器各部件的工作状态。检查听力计附件插头连接是否正确牢固；给声按键或者旋钮是否正常工作；给声指示灯和应答器指示灯是否正常工作；查看气导耳机与听力计的连接是否存在接触不良。③询问病史：可通过病史询问了解调查对象听力损失的程度、性质及可能病因，并由此帮助确定测试时的初次给声强度及优先测试耳（听力较好的一侧耳）。病史询问包括"您自己感觉听力如何""近1年里有无持续超过5分钟的耳鸣""有没有耳朵流脓/流水的经历"。如调查对象自述听力有问题，追问"您听不清有多长时间了""您有没有亲属听力也不好""您是否佩戴助听器""您平时经常接触噪声吗""您平时用耳机的频率有多高"及"您的听力不好是用药导致的吗"。④外耳及耳镜检查：检查调查对象是否存在耳廓畸形、耳前瘘管、外耳道畸形、耵聍栓塞、外耳道炎、分泌性中耳炎、化脓性中耳炎及胆脂瘤，对于有异常发现的调查对象采用电耳镜采集照片（图3-60）。⑤说明测听规则：请调查对象在耳机听到"嘟嘟"声时按应答器。不管声音大小，当认为听到第一声"嘟嘟"声时，立即按下并松开应答器按钮。⑥调查对象位置：测试者位于调查对象的侧后方，便于测试者观察调查对象的反应，且能避开视觉暗示（图3-61）。

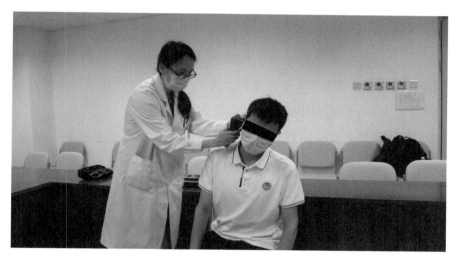

图3-60 外耳及耳镜检查

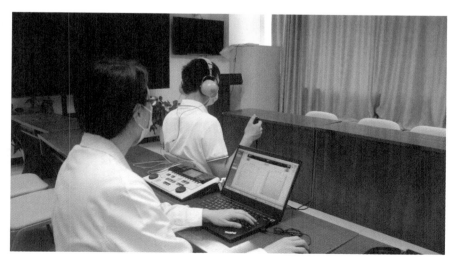

图3-61 听力测试时测试者与调查对象的位置

2）气导听阈测试：①佩戴气导耳机：嘱调查对象去掉头饰、耳饰、眼镜、助听器，拨开头发，面对面佩戴耳机，耳机膜片对准外耳道口，右耳红，左耳蓝，嘱调查对象不能再触碰耳机。②测试顺序：优先测听力较好的一侧耳。③初始给声强度：听力正常者1000Hz，30dB；听力异常者1000Hz，60dB。④给声方式：给声时间1～2秒，给声间隔＞1秒。⑤阈值确定方式：用"降10升5法"按照1000Hz、2000Hz、4000Hz、6000Hz、8000Hz、1000Hz、500Hz的顺序测出各个频率的阈值。当第二次复测1000Hz时，若复测结果和第一次结果相差10dB以上，则需要对2000Hz、4000Hz、6000Hz、8000Hz进行复测，并以第二次测得的结果为准。在强度上升过程中，3次给声中2次听到，即为阈值。

3）结果记录：将每位调查对象的听阈记录在表格中（表3-8）。

表3-8　听力测试结果记录简表

频率（Hz）	500	1000	2000	4000	6000	8000
左耳						
右耳						

4）听力损失程度的判断：根据世界卫生组织（World Health Organization，WHO）听力损失程度分级标准，对被测者做出听觉功能的评估（表3-9）。

表3-9　2021年WHO听力损失程度分级标准

分级	好耳的听力阈值（dB）	多数成年人在安静环境下的听力体验	多数成年人在噪声环境下的听力体验
正常听力	＜20	听声音没有问题	听声音没有或者几乎没有问题
轻度听力损失	20～35	谈话没有问题	可能听不清谈话声
中度听力损失	35～50	可能听不清谈话声	在谈话中有困难

分级	好耳的听力阈值（dB）	多数成年人在安静环境下的听力体验	多数成年人在噪声环境下的听力体验
中重度听力损失	50～65	在谈话中困难，提高音量后可以正常交流	大部分谈话都很困难
重度听力损失	65～80	谈话大部分内容都听不到，即便提高音量也不能改善	参与谈话非常困难
极重度听力损失	80～95	听到声音极度困难	听不到谈话声
完全听力损失/全聋	≥95	听不到言语声和大部分环境声	听不到言语声和大部分环境声
单侧聋	好耳＜20 差耳≥35	除非声音靠近较差的耳朵，否则不会有问题，可能存在声源定位困难	可能在言语声、对话中和声源定位存在困难

5）数据导出：当天现场调查结束后，将单日测试数据导出，并进行数据清理及汇总。

2. 嗅觉检查

（1）嗅觉检查项目：嗅觉是人体的重要生理功能，嗅觉障碍常作为耳鼻咽喉科疾病的并发症发生，尤其见于鼻炎、鼻窦炎等疾病。另外已有研究证实上呼吸道感染、内分泌紊乱、精神类疾病、神经退行性疾病、污染、药物、长期暴露于可挥发的化学物质等也可引起嗅觉障碍。年龄亦是导致嗅觉衰退的原因。前期研究已发现帕金森及阿尔茨海默病患者嗅觉功能存在减退现象，这种嗅觉功能的变化甚至可能比疾病典型症状出现得更早。通过嗅觉功能的检查对此类神经退行性疾病进行早期筛查和监测可为疾病的早期诊断和治疗提供新的研究方向。

（2）嗅觉测试调查对象排除标准：①认知障碍，包括痴呆、理解力障碍等。②严重耳聋导致无法配合检查。③急性鼻炎、急性鼻窦炎、上呼吸道感染等短期内影响嗅觉功能的病史。

（3）现场嗅觉测试标准化流程

1）准备工作：①赴现场调查前，准备嗅觉测试剂。根据项目需求计算耗材总量，清点剩余耗材，判断是否需要采购。如需采购，联系厂家告知数量及邮寄地点，全程检查耗材是否准时、准量邮寄，是否成功接收；清点项目仪器及耗材，确认是否齐全。②抵达现场后，清点包装箱的数量，检查包装箱是否有破损，如有问题及时反馈给负责物资统筹管理的工作人员；准备和布置适合现场嗅觉测试的场地，查看是否满足测试基本要求；现场嗅觉检查所需物资准备，如桌椅的数量是否足够、外部电源可否正常使用，并张贴检查项目标识；如现场调查配备有医护人员协助检查，需在正式开展检查前对其进行培训。

2）嗅觉测试操作流程。使用T&T嗅觉计（日本产，图3-62）评估每名调查对象的双侧嗅觉能力和嗅觉损害程度。T&T嗅觉测试由日本开发，由于日本与中国的饮食文化相似，且均为亚洲人群，其气味类型更适用于中国人群的嗅觉测试。T&T嗅觉测试只有5种常见气味，容易被识别并缩

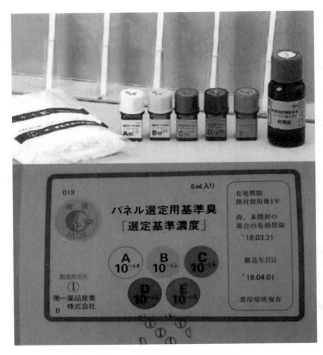

图3-62　T&T嗅觉测试剂

短检查时间，提高工作效率。

具体操作流程：①测试需要在通风环境下进行。将不同嗅素液体置于调查对象前鼻孔下方1cm左右，使其闻嗅数次（图3-63）。测试时浓度由低到高，共有5种嗅素A、B、C、D、E（苯乙醇、甲基环戊烯酮、异戊酸、十一烷酸内酯和粪臭素）。5种嗅素分别表现为玫瑰味、焦味、腐烂味、果味、臭味。8个浓度分别记为-2、-1、0、1、2、3、4、5，其中0为正常嗅觉的阈值浓度，5为最高浓度，-2为最低浓度，最高浓度仍测不出时计为6，故分数为-2～6。当某一浓度调查对象能够辨别是什么气味时，该浓度即为该嗅素的识别阈（identification threshold，IT）。左右两侧鼻腔分别进行嗅觉检测。②计算出这5种气味IT的平均值。按照主观嗅觉识别阈将嗅觉功能分为正常（识别阈分值≤1.0）、轻度嗅觉减退（识别阈分值1.1～2.5）、中度嗅觉减退（识别阈分值2.6～4.0）、重度嗅觉减退（识别阈分值4.1～5.5）和嗅觉丧失（识别阈分值≥5.6）5个等级。现场计算嗅

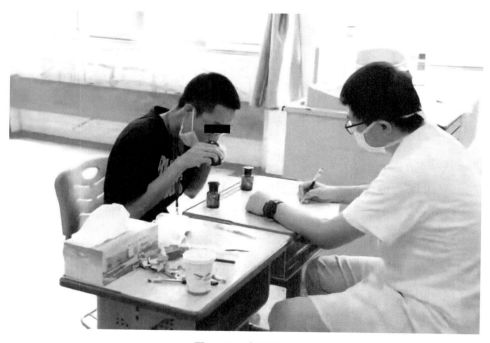

图3-63　嗅觉测试

觉功能并进行记录。

3. 口咽部检查

（1）口咽部检查项目介绍：口咽部检查可筛查慢性咽炎等口咽常见疾病。通过询问调查对象的个人病史，结合口咽部检查可诊断慢性咽炎。慢性咽炎作为耳鼻喉科门诊常见疾病，症状顽固，不易治愈，且在我国发病率极高。既往研究发现，健康体检人群中慢性咽炎患病率可高达78.65%。慢性咽炎的发生与多种致病因素有关，除病毒及细菌感染外，非感染性因素，尤其是变态反应因素在慢性咽炎发病中的作用越来越受到学者的重视。临床上多数慢性咽炎患者具有咽痒、咳嗽等症状，体征上具有舌体肿大、腭垂水肿、舌根及咽后壁淋巴增生等，可同时伴有变应性鼻炎（即过敏性鼻炎）。大规模流行病学调查可以更全面地研究慢性咽炎的致病因素，探索并建立相关实验室诊断方法，进一步指导慢性咽炎的预防和治疗。同时，口咽部检查还可初步筛查口腔、口咽肿物等一系列健康问题。

（2）口咽部检查标准化操作流程

1）准备工作：现场前准备及抵达现场时的准备工作同前述听力和嗅觉检查。口咽检查设备及耗材：头灯、一次性压舌板、含漱液收集管及一次性小杯。

2）口咽部检查：①先将光线照于调查对象唇部，嘱其张口，注意唇部和口腔情况，包括舌、牙齿、牙龈、口腔黏膜、口腔底部、硬腭、颊部。②以压舌板将舌前2/3轻轻压下，即可见口咽部。嘱调查对象发"啊"音，软腭上举时，观察腭垂、软腭、腭舌弓、腭咽弓、咽后壁、咽侧壁，观察黏膜有无充血、溃疡、新生物，咽后壁或咽侧壁隆起时应排除脓肿或肿瘤；注意扁桃体体积、形状，表面是否润泽和有无斑点、角化物或渗出物等。③记录检查结果，检查结果分为：无明显异常、慢性咽炎、扁桃体肥大__度（在横线上填写具体数值）、其他（备注具体情况）。口咽部检查现场操作见图3-64。

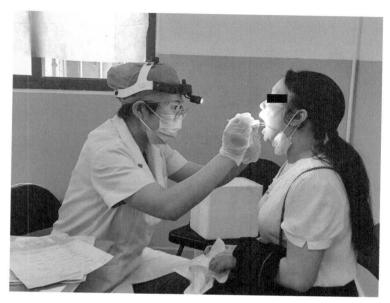

图3-64　调查现场口咽部检查

第四章 生物样本采集及运送操作流程

一、生物样本采集前的准备工作

（一）伦理审查及知情同意

1. 伦理学考虑的必要性 所有以人（包括医学实验动物）为研究对象的调查研究、医学科研活动，必须事先做好充分的伦理学方面的考虑。医学伦理是在临床医学研究与医疗实践中逐渐形成和发展起来，用以规范医疗卫生人员与服务对象，以及医疗卫生人员之间的伦理和道德行为。合理、充分、科学地在医学科学研究中贯穿伦理理念，是提高医疗卫生人员职业素养、推动医疗卫生保健事业规范发展的必要保障。

2. 伦理审查重点内容 国民健康调查和自然人群队列研究得到了不同时期多个科研项目的支持，这些科研项目在立项和实施阶段均通过了依托单位，即中国医学科学院基础医学研究所伦理委员会的审查，取得了伦理批件，为科研工作的规范化管理和顺利开展提供了必要前提和保障。

伦理审查时，工作团队着重对科研活动中涉及的伦理学因素进行了细致的描述，预先对可能出现的问题进行风险严重程度的研判，并提出解决和改进的措施。例如，国民健康调查和自然人群队列研究的主要调查方式包括问卷调查、体格检查、实验室检测等。调查对象参加调查的风险不会高于常规医疗机构体检的风险。问卷调查不仅完全无创，还可以通过健康相关问题的询问，结合个体健康状况，对调查对象进行健康宣教，提升调查地区居民的健康素养水平，体现科研工作对于个体和社会两方面的受益和价值。

伦理学考虑中还包括了对调查对象的保护，体现为：①现场调查中，由专业人员进行血液和其他生物样本的采集工作。如现场调查中全部由具备执业资质的护士进行采血；口腔含漱液的采集由北京协和医院耳鼻喉科的医生完成。②对可能出现不适的调查对象提前做好应对准备。如极少数调查对象可能由于空腹所致的低血糖发生晕厥现象，工作组提前准备了糖水，如遇低血糖者及时口服糖水可缓解症状。再如极少数调查对象可能出现"晕针"的现象，处理措施基本同上。③强调调查对象的隐私保护。知情同意书中详细阐述了调查对象隐私保护的措施；在问卷调查前，调查人员还会再次强调询问的所有信息，包括现场的体格检查和后续的实验室检测结果，均会严格保密，数据存储于专用设备并由专人保管。所有研究结果将以群体数据的形式显示，以研究论文或专著的形式发表，不会出现任何可识别个人身份的信息。

3. 知情同意书的签署　正式调查前每位调查对象均需签署书面知情同意书。出于资料保存的便利性考虑，工作组将知情同意书作为调查问卷的首页，在现场调查的登记入组阶段由登记组工作人员完成每位调查对象的知情同意书签署。签署要求：由调查对象本人签字确认，不可代签；如文盲或手部受伤无法书写则按右手拇指印于知情同意书的指定位置。

（二）人类遗传资源相关管理要求及采集申请的材料准备

根据《中华人民共和国人类遗传资源管理条例》（2019年3月20日国务院第41次常务会议通过，自2019年7月1日起施行）要求，涉及人类遗传资源采集的活动，需要事先申请中国人类遗传资源采集审批行政许可（以下简称"人遗采集许可"）。

1. 哪些采集活动需要申请？

（1）涉及重要遗传家系的人类遗传资源采集：重要遗传家系是指患有遗传性疾病或具有遗传性特殊体质或生理特征的有血缘关系的群体，患病家系或具有遗传性特殊体质或生理特征成员5人以上，涉及三代。

（2）特定地区人类遗传资源采集：指在隔离或特殊环境下长期生活，并具有特殊体质特征或在生理特征方面有适应性性状发生的人群遗传资源。特定地区不以是否为少数民族聚居区为划分依据。

（3）符合国务院科学技术行政部门规定种类的人类遗传资源采集：指罕见病，具有显著性差异的特殊体质或生理特征的人群。

（4）规定数量的人类遗传资源采集活动：规定数量是指累积500人以上。

2019年后，为规范现场调查的流程，工作组申请了人遗采集许可。现就申请过程中遇到的常见问题进行梳理，为其他开展大型人群现场调查的项目提供参考。

关于政策要求和申报流程等详细信息，感兴趣的读者可以登录科技部政务服务平台进行查阅，并按照相关要求和流程申请（图4-1）。网址：https：//fuwu.most.gov.cn/authentication/sso/login

需要注意的是，每年人遗采集申请审批会议的时间是固定的，由于前期还需要对网上申请材料进行初审（如有问题会退回，修改后重新提交审

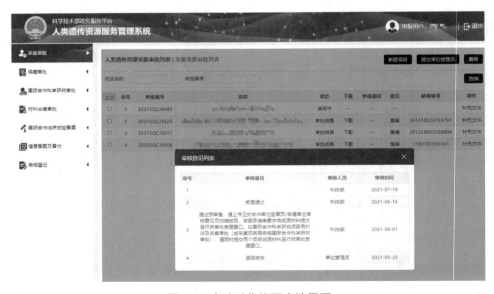

图4-1　人遗采集许可申请网页

核）和纸质材料邮寄，耗时较长，科研人员需要结合自己的工作需要和工作计划合理规划时间进度，以免影响采集工作的正常开展。

从提交初审材料至下达审批通知书约需2个月时间，需要提前准备相关材料。

2. 人遗采集申请需要准备的材料

（1）填写采集申请表：包括基本信息表、工作目的及必要性、工作基础及条件、工作方案、采集计划表、团队基本情况等。

1）基本信息表：主要填写采集项目的基本情况，包括事项名称、采集类型、数量、主要涉及的疾病、用途和单位（包括合作单位）信息及采集申请摘要（图4-2）。采集申请摘要中需要简明介绍拟采集的人类遗传资源名称、疾病和性状名称及相关描述、家系名称及信息、人群聚居方式和时间、地理特征等。

2）工作目的和必要性：主要介绍开展人类遗传资源采集的目的和必要性，包括工作目标、工作任务的来源及主要内容，设立该项工作的背景等。由于人遗采集活动多数基于在研的科研课题或任务，工作目的和必要性应已比较明确，阐述时注意重点围绕人类遗传资源采集的内容进行梳理和介绍。

3）工作基础及条件：主要包括两部分，一是采集团队的前期工作基础及条件，这部分主要强调与人遗采集相关的工作基础，切勿描述为科研成果或产出；二是拟从事人遗采集活动的场所、设施、设备和人员。这部分为重点描述内容，包括采集活动场所基本情况，采集活动配套的主要设施、设备，采集活动人员配备情况等。

4）工作方案：分为"具体采集方案"和"采集方案"，后者要求在网上提交文本材料，为描述采集活动如何开展的实施方案。"具体采集方案"部分要求申请者按照地区添加采集活动的起止时间（图4-3）。

5）采集计划表：包括两部分，人类遗传资源材料采集计划表和人类遗传资源信息采集计划表。前者主要描述生物样本的采集情况（图4-4），后者主要描述由采集活动产生的数据和信息情况（图4-5）。

‌‌‌‌‍‌‌

一、基本信息表

事项名称	中▒▒▒▒▒▒▒▒ ▒▒▒ ▒▒▒▒		
采集类型	☑人类遗传资源材料	☐重要遗传家系	
		☐特定地区人类遗传资源	
		☑科技部规定种类、数量的人类遗传资源	
	☑人类遗传资源信息	☐重要遗传家系	
		☐特定地区人类遗传资源	
		☑科技部规定种类、数量的人类遗传资源	
采集例数	20000例		
涉及的疾病类型	☐肿瘤 ☐脑血管 ☑心血管 ☑呼吸系统 ☐消化系统 ☐内分泌、代谢及免疫系统 ☐泌尿系统 ☐神经系统 ☐精神系统 ☐血液及造血系统 ☐感染性疾病 ☐五官 ☐皮肤 ☑妇科 ☑儿科 ☑环境与健康 ☐遗传性疾病 ☐其他____		
人类遗传资源用途	☐保藏		
	☑利用	国际合作 ☐是 ☑否	
	☐其他（请说明）____		
人类遗传资源信息来源（采集信息时填写）	☐临床研究样本 审批决定书文号：____（如为首次申报请填"无"）		
	☐保藏样本 审批决定书文号：____		
	☑其他（请说明）科研项目样本		
起止时间	2021年4月起至2026年4月止		
申请单位	名称	▒▒▒▒▒	社会统一信用代码	▒▒▒▒▒▒
	法定代表人	▒		
	主管部门	北京市科学技术委员会		
	单位所在地	北京市省（直辖市、直辖市）	邮编	▒▒
	通讯地址	▒▒▒▒▒▒		
	单位类别	☑科研机构 ☐高等学校 ☐医疗机构 ☐企业 ☐其他（请说明：____）		
负责人	姓名	▒▒		
	职称	☑正高级 ☐副高级 ☐中级 ☐初级 ☐其他		
	职务	无	业务专长	▒▒▒▒▒

2   2021-04-12

图4-2　人遗采集申请表示例图－基本信息表

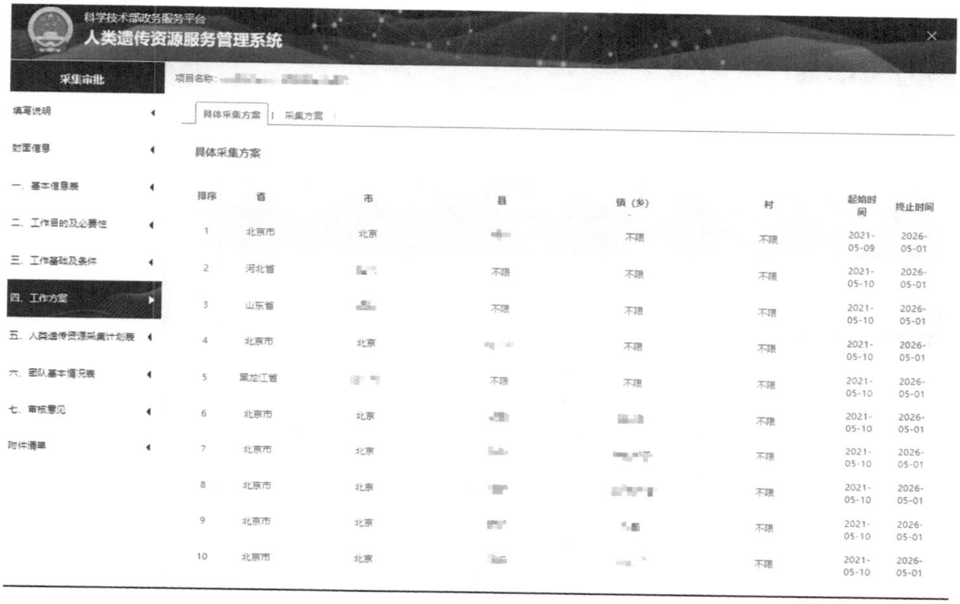

图4-3　人遗采集申请表示例图－具体采集方案

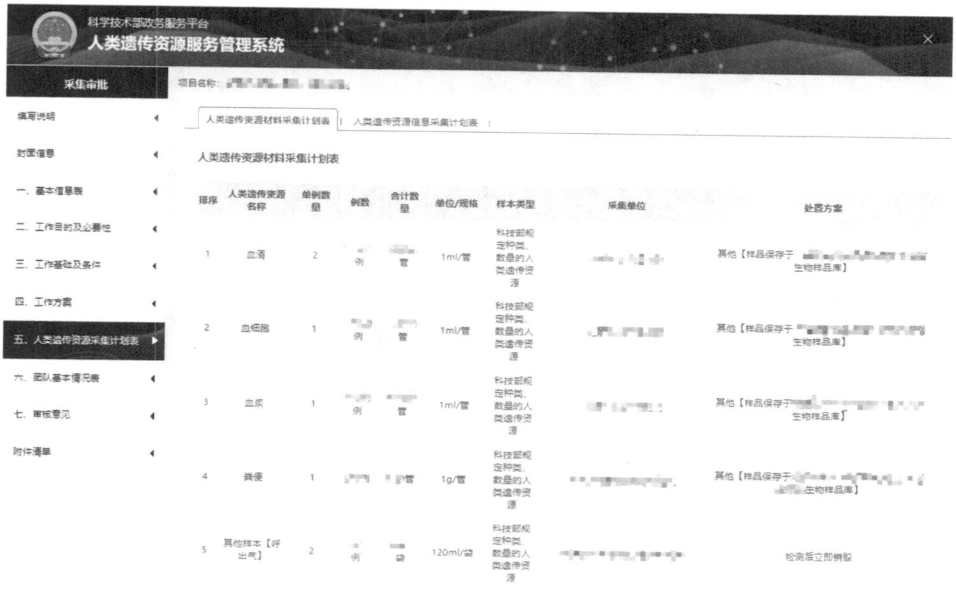

图4-4　人遗采集申请表示例图－人遗材料采集计划表

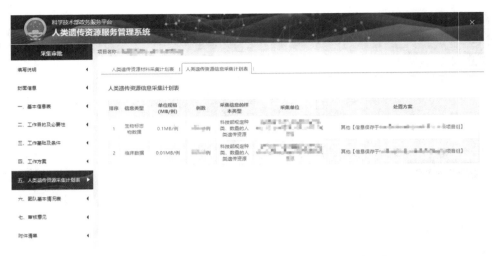

图4-5　人遗采集申请表示例图－人遗信息采集计划表

6）团队基本情况：添加参与采集活动的主要人员，并说明在活动中的任务角色。

（2）附件材料：包括申请单位出台的人类遗传资源管理规定、样本量计算说明、伦理学审批材料和知情同意书、研究方案和单位法人证书等（图4-6）。需要提醒的是，伦理学相关材料不只包括伦理审查批件，还需

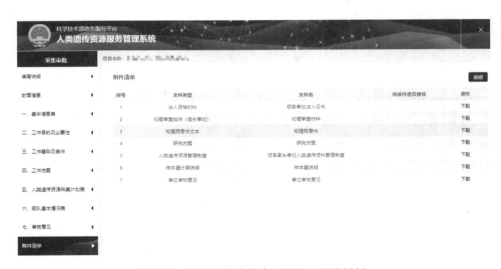

图4-6　人遗采集申请表示例图－附件材料

要附上伦理审查会议签到表和伦理审查申请书等相关材料。

二、生物样本采集与处理流程

（一）血液采集与血常规检测

在布置现场调查点采血场地时，需要注意选择光线充足、干净整洁、通风良好的房间来布置工作台。此外，还需要当地协作单位派出 5～8 名有执业资质的护士从事现场采血工作，并在采血前进行统一的采血规程培训和操作测试。合格者作为现场调查时固定的采血人员。如果确需轮换，工作前务必对新上岗的采血人员进行培训和操作测试。

1. **采血前的准备工作**　现场调查时的采血工作环境与医院等机构不同，需要结合当地条件，在不影响工作质量和效率的情况下灵活布置。首先布置适用于现场工作环境的工作台。可使用一次性医用中单平铺于桌面（为防止滑落，可用胶带固定）作为采血台，准备头皮针和采血针（同时配备持针器）、一次性医用垫单、止血带（当天现场调查结束后，全部用 1000mg/L 含氯消毒液，浸泡 30 分钟消毒，晾干后供第二天继续使用）、一次性医用棉棒、试管架、小瓶碘消毒液（碘酊与异丙醇复合制剂，每位采血人员配备一瓶）、锐器盒（2 位采血人员可配备 1 个，盛装的医疗废物达到锐器盒 3/4 时，密封后弃于黄色医疗垃圾袋中）、黄色医疗垃圾袋（按照每天 2 只配置）、口罩、塑胶手套（小号、中号）、泡沫箱、冰排、剪刀、保鲜膜、胶带、报纸、记号笔。

> **重要提示**／锐器盒的使用与管理
>
> 锐器盒（sharps container）是一种耐穿刺、防泄漏的容器，被设计用于容纳和便于销毁在血液标本采集等过程中使用过的锐器，如采血针、注射器针头、刀片和玻璃碎片等。

在大型人群现场调查中，血液标本采集涉及采血针的使用，现场必须准备足够数量的锐器盒，并放置于调查对象触及不到的位置，以保证安全。锐器盒使用完毕后置于医疗专用垃圾箱中，并由专人负责处理。

2. 采血流程

（1）核对信息：采用真空采血方式，采血人员核实调查对象的采血管数量和类型是否正确，采血管编号与调查问卷编号是否一致。根据管盖颜色区分采血管类型（1支血清管，深黄盖；2支乙二胺四乙酸盐（ethylenediaminetetraacetic aicd，EDTA）抗凝管，紫盖。为方便表述，简称为黄管和紫管。）（图4-7）。询问调查对象姓名，确保被采血者姓名与调查问卷姓名一致。

（2）采血姿势准备：调查对象取坐位，自肘前静脉采血。要求调查对象侧身坐，上身与地面垂直，将手臂置于稳定的操作台面上，掌心向上，肘关节置于垫巾上，保持上臂与前臂成直角，手掌略低于肘部，充分暴露

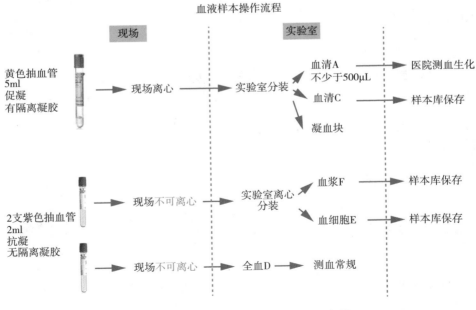

图4-7　现场采血及血样处理流程示意图

采血部位。

（3）消毒：使用碘酊与异丙醇复合制剂对采血点及周围皮肤进行消毒。以采血位置为圆心，自内向外进行消毒操作，直径约5cm，消毒2次。注意：待皮肤干燥后再进行采血操作。

（4）采血过程和技巧：使用真空采血系统时，将第一支采血管推入持针器/连接到采血针上（直针采血时利用持针器的侧突防止采血针在静脉中移动）。等待采血管真空耗竭、血流停止后从持针器/采血针上拨出采血管，以确保采血量的充足。继续采集时，可将下一支采血管推入持针器/连接到采血针上，并重复上述采血过程。

（5）采血后：叮嘱调查对象使用无菌止血棉球在采血部位按压至少5分钟，并在调查问卷的右上角"检验"处画"√"或者加盖采血工作组的印章，以备问卷回收时核查所有检查项目是否已完成。采血人员完成1名调查对象3管血液的采集后，按顺序将采血管放在试管架上。采血组组长及时将装满采血管的试管架取走，以尽快完成现场离心和分装等工作。

重要提示 ╱ **保证血液样本质量的几个要点**

调查对象须空腹至少8小时，并且在采血前避免剧烈活动和情绪波动。采血前至少静息5分钟。优先选择调查对象的左臂肘前区静脉采血（若左臂受伤或连续采血失败可更换为右臂）。

采血时先采黄色采血管再采紫色采血管。采血容积要按照黄紫两种采血管上所标记的采血量来抽取。为防止血液凝固，紫色采血管中加有抗凝剂，因此，采血人员在采血过程中或采集完一个调查对象的血液后，须立即将紫色采血管颠倒混匀（轻柔，避免用力），直至抗凝剂完全溶解在所采血液中。

答疑解惑

1. 什么是真空采血系统?

真空采血系统(vacuum blood collection system)是指运用真空负压原理,通过特定的连接装置将人体静脉血液转移至标本盛装容器的器械组合。核心组件包括真空采血管、采血针和持针器。

2. 发生"晕针"怎么办?

如果有调查对象在采血时出现晕厥,应立即停止采血,拔出采血针并止血。将调查对象安置于安静、通风的环境平卧,松开衣领和过紧的腰带及衣扣。如疑似低血糖者可口服糖水予以缓解。利用调查现场的检查仪器及时测量调查对象的脉搏、血压和心电图等生命体征,如体征不平稳需及时联系急救人员开展救治。为及时处理现场调查中可能出现的"晕针",工作组提前准备了糖水,并在每个调查地点都由当地医院配备一名具有急救资质的医生。

3. **采血后的处理** 采集调查对象血液于2个2ml的EDTA抗凝管中(紫管)和1个5ml的促凝管中(黄管)。采集后需马上将紫管颠倒混匀使抗凝剂与血液充分混合(避免剧烈晃动导致白细胞破裂)。现场采集的2个紫管中,留取1管(D管)进行血常规检测(具体方法和步骤见"4. 血常规检测")。剩余1管在当地实验室离心后进行血浆和血细胞的提取(F管和E管),临时于−20℃冻存,后期统一运送回工作组所在地并存放于−80℃冰箱长期冻存。黄管需在调查现场完成离心,将离心后的血清分装为A管和C管,废弃采血管经无害化处理后,按医疗垃圾处理。(以上流程见图4-7)。

(1)血样编号:采血同时需要对采血管进行编号并有序摆放。

黄管编号:将离心后的黄管放置于试管架上,为计数和存放方便,工作组按顺序50个为一组,用黑色防水记号笔在记录本上写好编号范围和份数(如1001-1050号,共50份),用保鲜膜将排列好的血样封装。若存在缺号问题，如缺1049号血样，试管架上1049号血样的位置需相应空缺，在记录编号范围时可以记作"1001-1050号，缺1049号，共49份"。

紫管编号：将紫管按顺序50个为一组，如1001-1050号，标记方式同上述黄管。标记完成后用保鲜膜封装。缺号的标识方式也与上述黄管的处理方式相同，如缺1049号血样，试管架上1049号血样位置需相应空缺，在记录编号范围时可记录为"1001-1050号，缺1049号，共49份"。

（2）冻存管的准备和编号

1）编号号段的确认及摆放要求：及时与现场调查登记组的工作人员（登记人员负责调查对象入组时的采血管发放，留有当天的采血管起止编号记录）确认当天采血管的起止编号（与问卷的编号一致），以便提前贴好对应的冻存管号码。贴好条码后在试管架上按照调查对象的ID号先后顺序摆放妥当。先摆A管，之后是C管；A管在前，C管在后，C管后空一个位置再摆下一个ID号的A管和C管（F管相应摆放在另一个黑色试管架上）（图4-8）。

610001	610001		610002	610002		610003	610003
（A）	（C）		（A）	（C）		（A）	（C）

图4-8　冻存管编号及摆放要求

2）储存盒编号：分装血清的两个盒（A、C盒）、分装血浆的F盒均为10×10即100个格子的方盒，分别存放对应的EP冻存管。A管内的血清量不少于500μl，供血生化检验等实验室检测使用；C管与F管需长期低温冻存。工作人员需要分别在储存盒的左下角（即起始编号处）用记号笔做如"→"的箭头标记，以提示该处为此盒的编号起始处。盒子编号由血液标本编号的头两位和盒序号组成，如陕西血清盒号"61-1A"中的"61"表示陕西，"1"表示第一个盒序号，"A"表示用于血生化检测的血清。如某编号患者因某些原因不做血生化检测，分离三管血样后，需放置"待处理盒"中，在电子记录文本中，标记该位置并备注清楚，如：

"ID××××××无A管"。

注意：因C、F盒为长期低温冻存样本，需用耐低温的进口条码和冻存管保存。虽然A盒主要于生化免疫等检测，但剩余样本仍然需要低温冻存。条件允许的情况下尽量也选用耐低温的条码与冻存管。

（3）分离血清：样本采集后须尽快完成血清分离，检查并剔除溶血和乳糜血等不合格样本。

1）现场离心：采集完毕的血液由采血组负责人或安排专人进行离心。3000转/分，离心时间10～15分钟（注意：①只离心黄管；离心时血液至少在室内静置满30分钟。②血液未离心前避免冷藏，防止溶血。）

2）判定血清标本是否合格：现场涉及的不合格标本主要有3种。①样本采集量错误；②标本溶血；③抗凝标本凝集。以上情况应尽快在调查现场联系采血组负责人，找到调查对象重新采集。如果调查对象已离开现场，无法立刻重新采样，需记录溶血和乳糜血的血样编号，与负责招募调查对象的当地工作人员联系，通知调查对象近期重新前往现场采血并做好解释工作。如果溶血标本较多，需要及时联系采血组负责人，注意培训采血组工作人员，减少溶血现象的发生。

重要提示 / 如何避免溶血？

1. 消毒后应等待采血部位自然晾干后再开始采血。

2. 不可穿过血肿部位采血。

3. 个别情况下，如使用注射器采血，应确保针头牢固地安装在注射器上，以防止泡沫出现，并避免过度抽拉针栓。

4. 轻柔颠倒混匀含有抗凝剂的标本。

3）实验室分装：将离心后的黄管运送至当地实验室后进行分装。实验室血清分装人员接收标本后，核对《血液样本储存运送记录表》，有疑问立即联系现场采血负责人。实验室工作人员将黄管中的血清分别转移到EP冻存管A管（用于血生化检测）和C管（用于长期保存）中。在A管中分装700μl血清后，剩余血清全部留存于C管。若血清总量不足700μl，也尽量保证A管有至少500μl血清以完成血生化检测。

分离完成并做好标记后，立即将样本转移到−20℃冰箱保存。运输时附冰盒/冰袋，避光保存，避免反复冻融。注意：血清要求无溶血现象，且EP冻存管用封口膜密封，避免运输过程中造成样本外溢或交叉污染。

（4）分离血浆和血细胞：存放于紫管的两管血液样本运送至调查现场当地的实验室后，一管用于血常规检测（D管），另一管离心后用于血浆和血细胞的分装（图4-7）。

离心条件：常温离心机，3000转/分，10分钟。离心条件可根据运输时间的长短进行调整，如果运输时间较长，需降低离心转速（2800转/分）。

离心后将上清液（下层为血细胞，单独分装于冻存管于−80℃冻存）分装于EP管中（F管）。分装时用滴管沿紫管内壁吸出血浆，吸血浆的过程务必缓慢，防止吸到白细胞。将剩余的紫管标记为E管，为血细胞，可用于DNA提取，并与上述分离出的血浆、血清一同运输回工作组生物样本库长期冻存。

（5）不合格样本的处理：根据问卷回收和调查对象的情况，挑选出不做血生化检测的标本（问卷未回收，或不符合血生化检测的要求，如非空腹等）。该项工作需要在一个调查地区的工作已全部完成，工作团队已全体转移至新的调查地区后再进行。这时，前一个调查地区不进行血液生化检测的清单已基本确定，可以一次性从A、C、F盒挑出不合格标本，分别存入标记有"待处理A、C、F盒"的试管盒中。这样可避免频繁挑取血液标本导致的样本反复冻融。为顺利完成上述工作，问卷调查组人员需与样本管理人员保持高效和及时的沟通，并在转移至新的调查地区后，及时将不合格样本名单交予负责样本管理的工作人员。

（6）其他需要注意的问题：①填写采血记录单，每天现场调查时需要填写采血地区、黄管和紫管的数量、采集号段、缺失等情况，以及血样装箱运输时间等。②每天采血工作在上午7：30至10：00。③耗材准备：组织当地采血工作人员准备第二天现场调查的采血管，并在新的采血管上粘贴好与调查问卷一一对应的条形码。④实验室工作结束后，需及时清理实验台、收集并转运医疗垃圾，关闭电源，注意冰箱电源，保持实验室整洁并符合当地实验室生物安全管理要求。

重要提示 / 如何提高血液样本的质量

1. 若无法完成某调查对象3管血液的采集，如编号为611233的调查对象仅被采集了1管黄管血、1管紫管血。此时，采血人员应向采血组负责人说明原因，并说明缺失的采血管编号情况。负责人须在血液采集记录单上标注"编号611233因……，缺少1个紫管血"。

2. 在采血过程中，若个别采血管存在质量等问题，负压不足导致血液无法流入时，需要联系采血组负责人领取新的采血管。由采血组负责人用记号笔将该调查对象编号写在抽血管上白色标签处后，交给采血人员继续采血，确保采血量符合要求后，再将之前负压不够的采血管丢弃至黄色的医疗垃圾袋中。

3. 在采血过程中要注意周围环境，防止采血管被阳光照射（影响血液质量和指标检测结果，且不利于长期保藏）。

4. 分离血清时需保证足够长的凝集时间，一般凝集30～35分钟较为适宜。血浆形成后应尽快与血细胞分离，以降低发生血细胞代谢的可能性。若因调查现场条件限制无法马上分离时，可暂时置于4℃冰箱保存，但时间不宜超过2小时。

5. 分离血浆/血清的离心机转速不要超过3500转/分，以避免溶血。

4. 血常规检测

（1）血常规检测的指标：血常规检测指标共包括24项，见表4-1。

表4-1　血常规检测指标

检测指标	英文缩写	单 位
白细胞计数	WBC	$\times 10^9/L$
红细胞计数	RBC	$\times 10^{12}/L$
血红蛋白	Hb	g/L
血细胞比容	HCT	%
平均红细胞体积	MCV	fL
平均红细胞血红蛋白含量	MCH	pg
平均红细胞血红蛋白浓度	MCHC	g/L
血小板计数	PLT	$\times 10^9/L$
红细胞体积分布宽度标准差	RDW-SD	fL
红细胞体积分布宽度变异系数	RDW-CV	%
血小板体积分布宽度	PDW	%
平均血小板体积	MPV	fL
大血小板比例	P-LCR	%
血小板压积	PCT	%
中性粒细胞绝对值	Neut#	$\times 10^9/L$
淋巴细胞绝对值	Lymph#	$\times 10^9/L$
单核细胞绝对值	Mono#	$\times 10^9/L$
嗜酸性粒细胞绝对值	Eos#	$\times 10^9/L$
嗜碱性粒细胞绝对值	Baso#	$\times 10^9/L$
中性粒细胞百分数	Neut%	%
淋巴细胞百分数	Lymph%	%
单核细胞百分数	Mono%	%
嗜酸性粒细胞百分数	Eos%	%
嗜碱性粒细胞百分数	Baso%	%

（2）血常规检测操作流程

1）检验设备及人员准备：采用全自动血液分析仪XT-4000i进行血常规检测（图4-9）。由具有医学检验资质的人员1名进行操作。

注意事项：在使用全自动血液分析仪前，需要联系工程师对仪器进行校准；平时也需要定期对仪器进行维护，以保证仪器正常运转和检测结果的准确性。

2）全自动血液分析仪的规范化操作：①试剂准备。提前准备检查当天检测样本所需的试剂量。②打开仪器电源。按以下步骤打开电源：打印机→IPU→主机（IPU程序启动屏显示后）。③IPU身份确认。装机时插入身份识别优盘，启动windows系统后，自动识别身份。④质控操作。将质控品室温静置10～15分钟，上下颠倒混匀后方可测定，动作轻柔，避免破坏质控品中的细胞，操作完成后尽快置于冰箱中保存。⑤样本准备排序：进行血常规检测的样本为采血时收集的1管紫管血（D管，见图4-7）。在上机前检查样本状态，查看样本量是否足够、有无凝血、条码是否清晰

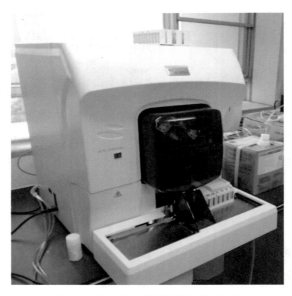

图4-9　全自动血液分析仪XT-4000i

等。检查样本状态的同时进行样本排序，按条码号从小到大整齐码放于样本架上待测，制作样本排序表。⑥样本检测：将待测样本上机测定前，先将检测样本混匀，之后按顺序码放在进样架上，放置于仪器进样部，进行测定。测定完毕后，在中文软件中扫描条形码。⑦复核ID号：实验完毕后，对顺序号和条码号进行复核，与样本排序表进行对比，检查顺序号和条码号有无错误。⑧样本复检、镜检：对于结果异常的检测样本进行复检，必要时进行染色镜检，并做好相应记录。⑨打印报告：标本复检完毕，审核人审核结果后，方可打印报告。

（3）血常规检测的质量控制

1）检验人员：为高素质专业技术人员，并经过严格的仪器使用培训，熟悉血液分析仪的原理、操作规程、使用注意事项、细胞分布直方图/散点图的意义，异常报警的含义，以及一般故障的解除、仪器保养维护、检测干扰因素，并掌握仪器校准、比对等操作程序。最重要的是，能够识别外周血细胞形态。

2）血液分析仪的工作条件：安置在一个远离电磁干扰源和热源的位置，放置仪器的工作台稳固、环境清洁，通风好、防潮、防阳光直射，室内温度控制在 $20 \sim 25℃$，相对湿度 $30\% \sim 80\%$，并且为了安全和抗干扰，仪器使用电子稳压器并妥善接地。

3）血液分析仪的校准：仪器在使用前必须校准。根据《医学实验室质量与能力的专用要求》和国际血液标准化委员会（International Council for Standardization in Haematology，ICSH）颁布的文件要求，使用血常规检测仪器提供的配套校准物进行校准。

4）血液分析仪的实验室内结果的可比性：仪器装机后，必须与临床使用的检测系统进行比对，结果的可比性以相对偏差为评价指标，各检测项目的相对偏差应至少符合《临床血液学检验常规项目分析质量要求》（WS/T 406—2012）的要求。

5）试剂的规范使用：全部应用与仪器配套、在有效期内的稀释液、溶血剂、染液、缓冲液、质控品、校准物等试剂。

6）室内质控：①质控品选择，使用血常规检测仪器配套质控品。②质控品浓度水平，使用3个浓度水平（高、中和低）的质控品。③检测项目，报告的所有检测项目均开展了室内质控。④质控频度，每天不少于2次（检测前和检测完毕），当样本量超出100，则中间加做一次。

7）检验结果分析与审核：对于异常结果严格复检，包含仪器复检和涂片人工显微镜检。

重要提示 / 血常规检测仪器的操作和维护

1. 拆装和移动仪器时需要校准：使用校准品对仪器进行校准，同时挑取当天两个标本（结果偏高偏低各一个）进行可重复性和交叉污染的测定。

2. 全自动血液分析仪为计量强检设备，需要每年检测一次。

3. 用电的稳定和安全非常重要，如果在试验过程中断电，极易造成主板损坏。

4. 尽量选择不用移机的场地，频繁的移机易造成设备内部零件松散，即使可以报告检测结果，也极可能导致系统误差。

（二）口咽部生物样本采集

1. **含漱液采集** 含漱液采集后可用于口腔上皮细胞的高通量测序、测定IgE与IgA表达水平，研究其与变应性咽炎的相关性，调查人群EB病毒（Epstein-Barr virus，EBV）、人乳头状瘤病毒（human papilloma virus，HPV）的感染率及口腔菌群分布的特征，探讨其与头颈部癌发病风险的相关性。

（1）采集前的准备工作：①场地布置，现场调查时的工作环境与医院等机构不同，需要结合现场条件，在不影响工作质量和效率的情况下灵活布置。首先需要布置适用于现场工作环境的工作台。使用一次性医用中单平铺于桌面（为防止滑落，可用胶带固定），准备扫码/打码机、黄色医疗垃圾袋（按照每天2个配置）、口罩、塑胶手套、泡沫箱、冰排、剪刀、保鲜膜、胶带、记号笔。②含漱液准备，从500ml无菌生理盐水中，使用20ml无菌注射器抽取10ml的无菌生理盐水，注入采集管中。③注意事项，调查对象在采集前2小时禁止饮食、吸烟、使用口腔卫生措施（如漱口液），防止影响和刺激口腔环境。

（2）采集流程：①组织调查对象排队依次进行采集。②询问调查对象姓名，确保与调查问卷上的姓名一致。③使用扫码机扫描调查问卷上的条形码，并打印出检测条形码，粘贴在装有生理盐水的收集管上（图4-10）。④将采集管交给调查对象，调查对象取坐位，将采集管中的生理盐水倒入口中，漱口20～30秒，（5秒漱口，5秒仰头漱口，交替2～3次），将含漱液吐出在一次性小杯中（图4-11）。⑤将小杯中的含漱液倒回已粘贴患者条码的采集管中。采集管批量收集后放在试管架上，于-80℃冰箱保存。

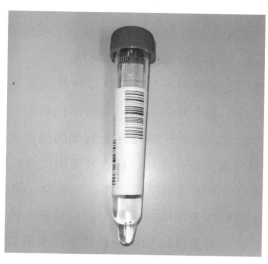

图4-10　贴有条码的口腔含漱液采集管

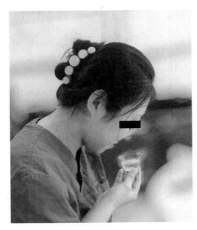

图4-11   按要求漱口后将含漱液吐入小杯中

2. 口咽拭子采集

（1）采集前的准备工作：①布置合适的工作台。使用一次性医用中单平铺于桌面（为防止滑落，可用胶带固定），准备扫码/打码机、检查头灯、压舌板、口咽拭子、样本采集管、黄色医疗垃圾袋、口罩、塑胶手套（小号、中号）、泡沫箱、冰排、剪刀、保鲜膜、胶带、记号笔等。②调查对象的注意事项：要求采集前2小时内禁止饮食、吸烟或使用口腔卫生措施（如漱口、刷牙），防止影响和刺激口腔环境。

（2）采集流程：①组织调查对象排队依次进行采集。②询问调查对象姓名，确保与调查问卷上姓名一致。③使用扫码机扫描调查问卷上的条形码，并打印出检测条形码，粘贴在装有细胞保存液的样本收集管上（图4-12）④调查对象取坐位并张口，检查者使用压舌板轻压舌前2/3，进行口咽部检查的同时，使用口咽拭子，在口腔黏膜、硬腭、舌体、舌底、上下唇内、牙龈及扁桃体表面取样，每个部位摩擦5下（图4-13）。将口咽试子插入已贴好调查对象条码标签的采样管。采集管批量收集后保存在−80℃冰箱（图4-14）。

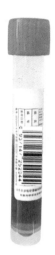

图 4-12　口咽拭子样本采集管

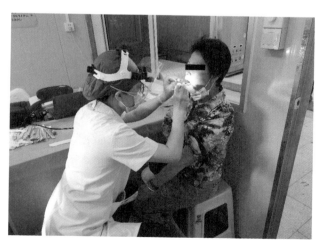

图 4-13　调查现场采集口咽拭子

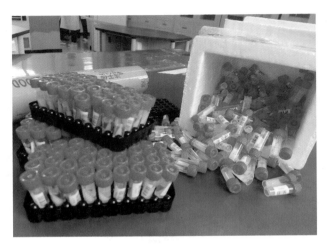

图 4-14　批量收集的口咽拭子采集管

三、生物样本的运送

（一）现场生物样本运送

运输血液和其他生物样本时，需提前准备大小合适的泡沫箱与冰排用于临时存放和运输样本。将冰排装箱（可在泡沫箱底部与顶部放置冰排或者在侧面放置）时须注意，冰排不可直接接触生物样本，建议用报纸或塑料袋等先对冰排进行简单包装，再用硬纸壳将其与血液样本分隔。将血液样本放置于泡沫箱中，以减少颠簸，并将采血记录单放置于泡沫箱内顶部。在泡沫箱表面用黑色记号笔标注运送地址、单位名称、接收人电话等信息。用胶带将泡沫箱密封好。在泡沫箱的前后左右画出向上的标识"↑"，并写上"朝上"。

（二）生物样本运送至生物样本库

运送生物样本前，准备好相应文件以备查，如由单位开具的生物样本运输说明等。为防止样本丢失，工作组将冻存的生物样本通过随身携带方式运回生物样本库（航空或货运）。为确保运送过程中生物样本数量等核对无误，须由现场实验室工作人员填写《全血和血清标本交接单》，一式两份，一份由运送生物样本者交给团队实验室负责人，另一份留存。

转运前将生物样本从−80℃低温冰箱中转移入转运箱，样本周围填充冰排，样本与冰排之间应有泡沫（报纸）隔离，避免直接接触；用胶带严实密封转运箱，转运箱表面应有明确标识，避免将转运箱倒置或倾倒。尽量缩短运输时间，在运输过程中严格避光。

（三）相关材料的存档和管理

注意保留好现场调查中各个阶段的原始文件材料并及时整理、归档。现场调查结束后，实验室记录本、《血液样本储存运送记录表》《全血和血清标本交接单》等需统一存放至工作组指定位置由专人负责保管。

第五章 现场调查中的
信息化建设与管理

为了做好现场调查和随访工作的数据标准化建设和质量管理，最大限度控制人为误差，工作组为研究对象登记、数据录入到健康检查结果查询等各个环节研发了对应的信息化系统。例如，前述的问卷扫描系统，不仅可以实现纸质问卷电子化保存，而且可以减少人工录入时的误差，提高数据准确性，保证研究质量。国民健康调查和自然人群队列研究中涉及的主要信息化方式：利用手机应用软件和微信小程序简化调查流程、反馈调查结果并开展健康评估、开发专用软件实现纸质问卷的电子化信息转录和质量控制、开发信息化网络平台优化生物样本管理和物品管理等。

一、"协和健康" App

（一）设计理念与应用概况

自2015年起，为了使国内不同地区所有国民健康调查的参加者可以获得全部的现场问卷调查、体格检查、血常规和血生化检验结果，工作组研发了"协和健康"手机应用软件（App），通过该软件可查询调查对象的健康检查结果，并根据检查结果给出相应的健康促进建议，可提升调查对象的健康意识，具有良好的社会效益。

工作组在2016年承担国家重点研发计划"精准医学研究"重点项目《京津冀区域自然人群队列研究》后，在原有的App基础上更新为"京津冀健康"，供队列调查的调查对象免费查询和下载本人所有的健康检查结果。2020年，在中国医学科学院医学与健康科技创新工程项目"中国医学科学院全生命期队列研究和信息化建设"支持下，考虑到我国民众微信应用的普及，工作组在原有App基础上，进一步研发了"协和公众健康"微信小程序。除原有的健康检查结果查询和健康自测功能外，增加了疾病风险预测、体检预约、随访通知等功能。由于"协和公众健康"小程序在设计时同时考虑了队列随访的需求，因此，也适用于调查对象进行自我健康状况的动态评估。目前"协和健康""京津冀健康"和"协和公众健康"三个应用平台覆盖了自2015年起参加现场调查的7万以上人群，体现了科技惠民的理念。

除此之外，国民健康调查和自然人群队列研究实施以来，信息化手段的应用为各合作单位，如各级疾病预防控制机构、医院和社区卫生服务中心等，增加了健康管理的多样性，提升了科技创新能力，提高了健康管理的规范化水平。

除国民健康调查和自然人群队列研究之外，由于手机应用软件和小程序在设计时考虑了不同时期不同来源科研项目的兼容性和未来随访研究的需要，可随时通过后台设计调整以适应新的研究需求，实现信息化手段的全过程覆盖和可持续化使用。为方便国内广大科研工作者根据自身工作特点，设计个性化和有针对性的应用软件和程序，以下对"协和公众健康"App/小程序的功能进行详细描述。

（二）主要功能

1. **检查预约**　调查现场的公众可通过小程序中的预约功能进行健康检查的预约。预约界面会显示调查人群纳入排除标准，实现调查对象的初步筛选。具体操作时，个人通过微信搜索"协和公众健康"小程序即可预约，通过导引逐步完成纳入排除标准的审核并选择调查地点后，可以根据自己方便的时间来灵活选择检查日期（图5-1）。

作为管理者，工作人员可通过小程序后台数据统计某段时间内的预约人数，以及性别和年龄分布（图5-2），帮助调查现场负责招募调查对象的

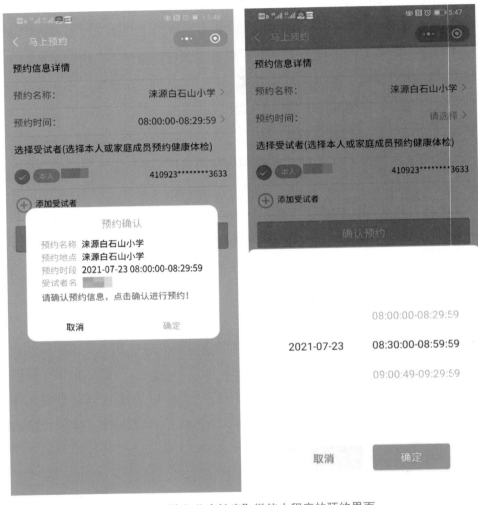

图 5-1 "协和公众健康"微信小程序的预约界面

工作人员及时了解调查对象的实时情况，并调整招募策略和下一步重点招募对象。例如，当预约的老年人或女性较多时，可通过限制年龄段范围和性别比例增加年轻男性的招募。

2. 结果查询 为及时反馈体检结果，促进公众自我健康状况知晓度，工作组通过"协和健康""京津冀健康"等手机应用软件，和"协和公众健康"微信小程序对调查结果进行及时反馈。健康调查结果包括健康生活

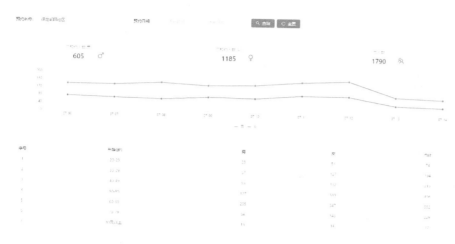

图5-2　"协和公众健康"微信小程序预约后台统计数据

方式评估（问卷调查）、身体测量结果评价（身高、体重、身体成分）、骨质健康评价（骨密度）、血生化免疫指标（肝功能、肾功能、血脂、空腹血糖、免疫球蛋白等）、血压和心电图、心肺功能（心功能检查、肺功能检查）等。调查对象通过在手机应用软件或微信小程序客户端输入身份证号，可查询以上检查结果（图5-3）。

3.　**健康自测**　为方便公众知晓自我健康状况，提升健康素养水平，工作组在健康结果查询功能之外，面向所有公众（不局限于调查对象）开发"健康自测"板块。

4.　**疾病风险评估**　为促进科研成果的转化应用，促进重大慢病高危人群的识别和早期发现，工作组研发了"慢性阻塞性肺疾病风险预测模型"并免费向公众开放。公众可通过访问http：//pumc.tech/COPDpredictor/COPD_V1_2021.html对慢性阻塞性肺疾病（简称"慢阻肺"）患病风险进行评估（图5-5）。模型设计理念为简便、易用、准确，测试者通过输入自己目前的健康相关因素情况，如性别、年龄、受教育程度、体质指数（输入身高、体重后可自动计算，并提示测试者体质指数是否正常）、吸烟情况、个人咳嗽史和父母疾病史、居住地等，可计算出当前慢阻肺的患病

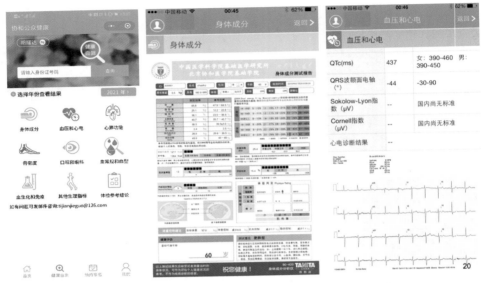

图 5-3 "协和公众健康"微信小程序健康检查结果查询界面

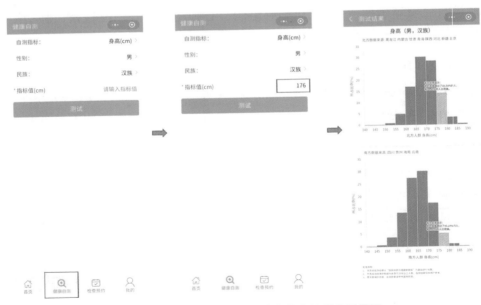

图 5-4 "协和公众健康"微信小程序健康自测界面

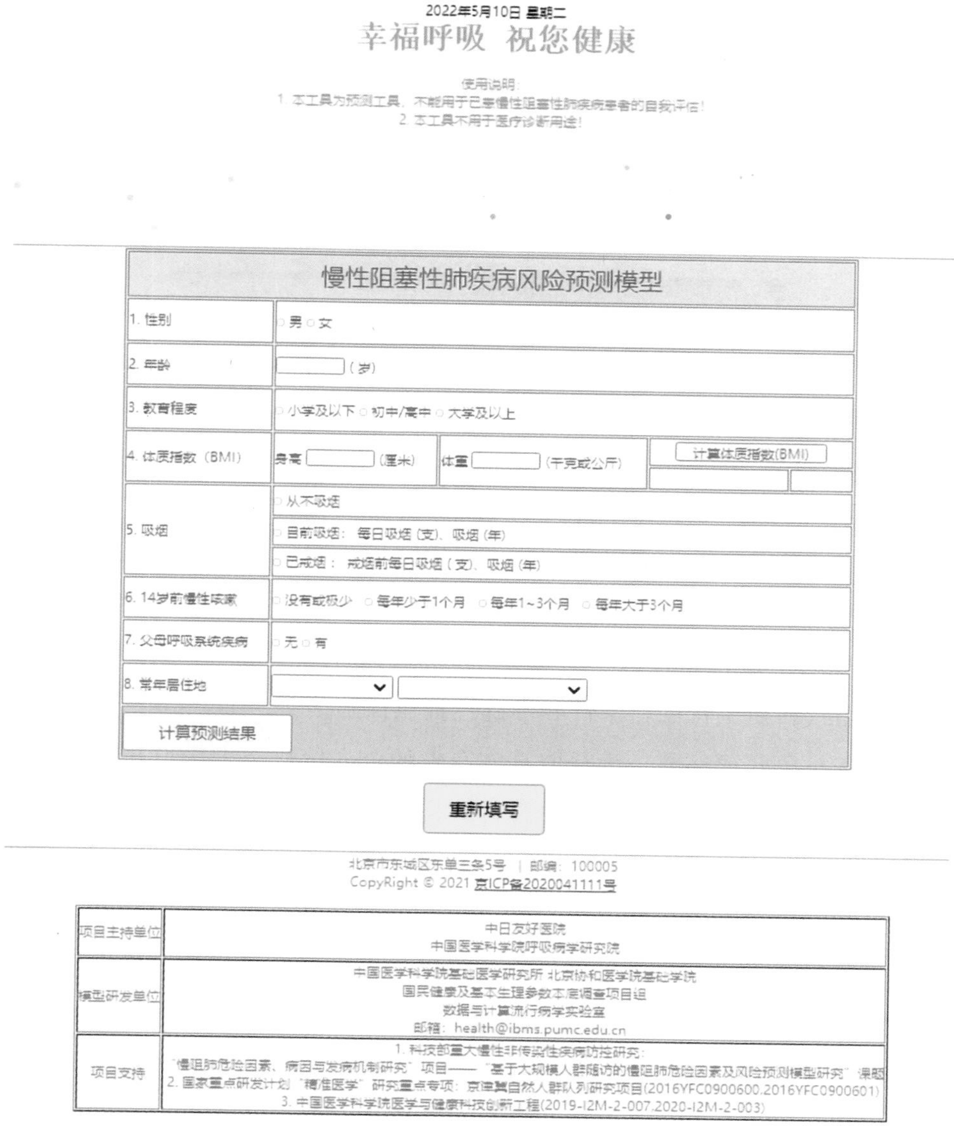

图5-5 慢阻肺风险预测网页1

风险。

为实现早期预防和危险因素干预,当测试者吸烟情况选择为"目前吸烟"时,测试结果页面显示前会有弹窗提示:"如果您不吸烟,则患慢性阻塞性肺疾病的风险将会降低 X%"（图 5-6）。

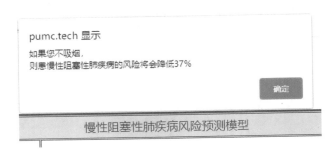

图 5-6　慢阻肺风险预测网页 2

二、调查对象入组和问卷扫描系统

前述现场调查流程中已提到调查对象登记入组、回收、问卷扫描等阶段所应用的软件。本软件设计理念为应用信息化技术覆盖现场调查和后续数据清理的全过程，精准、高效地实现流行病学现场调查管理和数据管理，为后续科研工作的科学性和准确性提供保障。

调查对象登记环节，为获取真实有效的个人信息，工作组开发了个人身份信息识别系统，已完成功能设计并投入使用。现场调查时通过识别调查对象的身份证件核实关键信息，提升了现场调查的数据质量，减少了关键信息的缺失。问卷扫描录入系统已完成功能设计并投入使用，可以将纸质问卷中的填写内容自动转换为电子格式，提高了项目的信息化水平，减少了人为失误，提高了数据收集的准确性（详细内容见本书第七章"三、信息化技术在数据质量控制中的应用"）。

问卷扫描软件和体检结果查询软件已申请软件著作权：问卷扫描转换电子数据库系统软件 V1.0，登记号 2018SR478714；协和健康 APP V1.0，登记号 2018SR477786，用于队列人群的所有健康检查结果的反馈。

三、生物样本管理系统和物品管理系统

在大型流行病学调查中，往往涉及大量生物样本的管理和物资耗材的储备及管理，信息化技术手段的应用有助于实现生物样本和物品的高效和规范化管理。

（一）生物样本管理系统

实现生物样本的信息化管理可以帮助科研人员快速、准确地定位生物样本的存储地点、保存和使用情况，可以极大地提高资料利用和分析的效率。因此，为满足科研和后续生物样本的规范化管理需求，工作组研发了生物样本库信息化管理系统。该系统可对在现场调查过程中采集的生物样本，统一进行信息化管理。系统可以通过网站可视化的方式，不限时间地点，实时查询生物样本对应的储藏冰箱号、冰箱所在位置和冰箱型号。可分别检索冰箱号、冰箱层和冰箱冻存架中所存放的生物样本信息。同时本信息化管理系统可实现样本出入库管理、样本销毁管理、样本所属调查对象信息管理、存储容器图形化管理、样本全流程人员管理等。信息化系统为样本信息自动分析匹配、样本全生命期审核、样本信息追踪提供技术支撑，可极大提升生物样本的规范化管理水平。

1. 系统总体设计　实现流行病学现场调查的生物样本信息化管理功能。可以通过管理软件，管理血液样本、口咽拭子样本及其他生物样本。在对生物样本的物理保存进行信息化管理的同时，本信息化系统还对生物样本所属个体的信息进行关联，以规范生物样本的存储与使用管理，并追踪生物样本的其他调查信息。

本系统页面前端简洁，使得本软件便于工作团队和服务对象接受和操作。页面后端功能丰富，具有数据云端存储功能、数据实时增删改查功能。

系统可实现生物样本库的管理功能，具体包括：①生物样本库管理人员安全认证登录。②现场调查中血液样本的编号、存储在生物样本库中的

冰箱号、冰箱位置、采样时间、样本出入库责任人等的数据管理。③现场调查中的生物样本所属调查对象的社会人口学信息等的数据管理。④通过网页实时增加新生物样本库到后台数据库中。⑤生物样本库的其他信息管理与存储信息追踪。

2. **软件运行要求** ①软件运行所需的硬件需求：具有 Pentium Ⅳ 处理器且满足以下要求的台式或手提计算机：CPU 主频≥2.0GHz，内存≥4G，硬盘≥80GB；配备标准键盘和鼠标，配备分辨率≥1440×900 的显示器。②软件运行所需的依赖软件需求：64位 Windows 操作系统，版本为 Windows 7、8、10或更高。浏览器版本为 Internet Explorer 9.0、Chrome50或更高版本。预装 Visual Studio 2017版。

3. **生物样本库预览总页面** 生物样本库预览总页面如图5-7所示。该页面十分简洁，但包括所有生物样本存储容器的信息。图5-7列出了每个生物样本存储冰箱/冰柜在工作组所在单位，即中国医学科学院北京协和医学院的具体保存位置。每个冰箱/冰柜均有编号，并按冰箱/冰柜实际型号和外观进行可视化展示，便于生物样本信息的查找。可分别通过冰箱编号和楼层，冰箱/冰柜的层、架子、盒子等信息，进行生物样本的查找等。

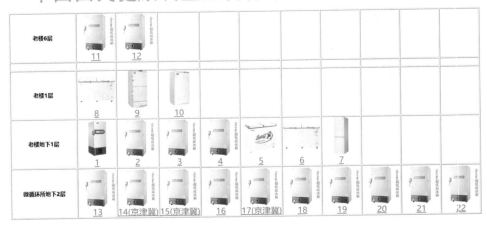

图5-7　生物样本库预览总页面

　　用户点击查看网页后，进入数据展现页面，点击相应的冰箱/冰柜，会出现具体的生物样本的位置存储信息，如图5-8所示。同时，该页面可通过点击更新数据按钮，进入更新数据页面。该生物样本查询结果展示页面展示生物样本的组别，生物样本所在冰箱/冰柜编号，生物样本名称、

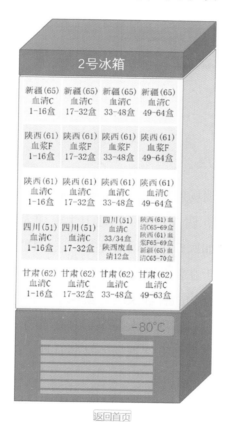

图 5-8　生物样本查询结果展示页面

141

库存数量、规格、单位、责任人及责任人联系方式等。

　　对所在冰箱/冰柜的生物样本库进行出入库时，需要录入出库或入库后的生物样本信息，录入页面如图5-9所示。

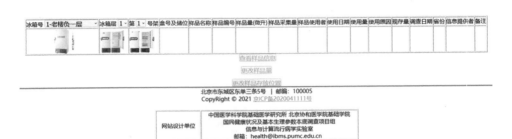

图5-9　生物样本出入库页面

（二）物品管理系统

　　开展大规模人群现场调查时，通常会涉及多家医院的医生团队、护士团队、当地的志愿者、调查对象、当地卫生管理人员和政府管理人员等。还会涉及很多物品，如医疗体检仪器设备、医疗耗材、医疗废弃物、医疗后勤物品等。为了便于在复杂动态变化的现场管理现场的各种物资，工作组设计了国民健康调查物品管理系统，提供了流行病学现场调查的物品管理功能。通过网站，可以实现多人在线实时查看物品信息。授权登录用户还可以实时更新物品信息。方便现场的物品管理，提升流行病学调查的信息化水平。

　　1. 系统总体功能　系统提供国民健康调查科研项目的现场调查物品管理功能，具备的功能：①物品管理系统安全认证。②物品数量信息、物品存放位置信息、物品负责人信息、物品所属组别信息、物品所在箱子的类型等信息的查询。③物品使用数量信息、物品库存数量信息、物品其他备注信息的更新。④通过网页实时增加新物品到后台数据库中。

　　页面前端简洁，使得本软件便于国民健康调查团队人员和服务对象操作。页面后端功能丰富，具有数据云端存储功能、数据实时增删改查等功能。

2. **信息系统运行要求**　与"生物样本管理系统"相同。

3. **物品查询**　物品查询页面如图5-10所示。该页面可通过组别和箱子编号的组合实现查询功能。也可以单独使用组别或箱子编号进行查询。点击查看按钮，可以查询物品名称、物品规格、物品的数量单位、物品库存数量、物品使用数量、物品责任人及联系方式等。

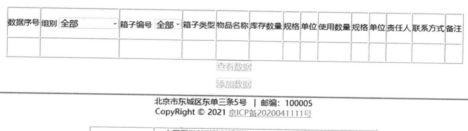

数据序号	组别 全部 ▾	箱子编号 全部▾	箱子类型	物品名称	库存数量	规格	单位	使用数量	规格	单位	责任人	联系方式	备注

查看数据
添加数据

图5-10　物品管理系统内容页面

用户点击"查看数据"后，进入数据展现页面，如图5-11所示。同时，该页面可通过点击"更新数据"，进入更新数据页面。该物品查询结果展示页面展示物品的组别、物品所在箱子编号、物品名称、物品库存数量、物品数量规格、物品数量单位、物品责任人及责任人联系方式。该页面还可以输入当前物品使用数量，亦可输入备注信息。后台自动将库存数量减去当前物品使用数量，得出新的库存数量。

4. **物品数据更新**　更新物品数据时，直接刷新页面，即可在方框中看到更新后的修改信息，如图5-12所示。物品数据增加页面如图5-13所示。在"新增"这一栏的输入框中，依次输入信息，点击"提交"，即可将物品信息实时输入后台数据库中。

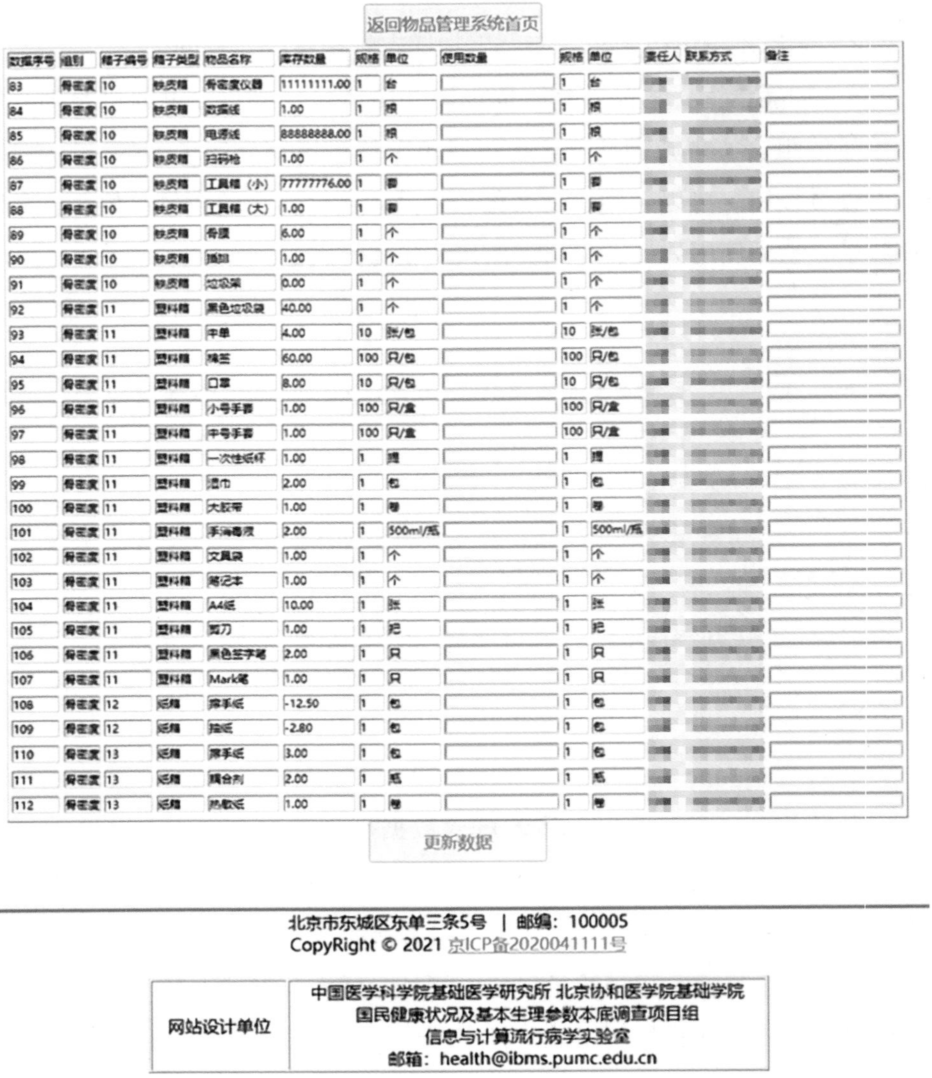

返回物品管理系统首页

数据序号	组别	箱子编号	箱子类型	物品名称	库存数量	规格	单位	使用数量	规格	单位	责任人	联系方式	备注
83	骨密度	10	脉克精	骨密度仪器	11111111.00	1	台		1	台			
84	骨密度	10	脉克精	数据线	1.00	1	类		1	类			
85	骨密度	10	脉克精	电源线	88888888.00	1	类		1	类			
86	骨密度	10	脉克精	扫码枪	1.00	1	个		1	个			
87	骨密度	10	脉克精	工具箱(小)	77777776.00	1	套		1	套			
88	骨密度	10	脉克精	工具箱(大)	1.00	1	套		1	套			
89	骨密度	10	脉克精	骨膜	6.00	1	个		1	个			
90	骨密度	10	脉克精	插扣	1.00	1	个		1	个			
91	骨密度	10	脉克精	垃圾架	0.00	1	个		1	个			
92	骨密度	11	塑料箱	黑色垃圾袋	40.00	1	个		1	个			
93	骨密度	11	塑料箱	中单	4.00	10	张/包		10	张/包			
94	骨密度	11	塑料箱	棉签	60.00	100	只/包		100	只/包			
95	骨密度	11	塑料箱	口罩	8.00	10	只/包		10	只/包			
96	骨密度	11	塑料箱	小号手套	1.00	100	只/盒		100	只/盒			
97	骨密度	11	塑料箱	中号手套	1.00	100	只/盒		100	只/盒			
98	骨密度	11	塑料箱	一次性纸杯	1.00	1	提		1	提			
99	骨密度	11	塑料箱	酒巾	2.00	1	包		1	包			
100	骨密度	11	塑料箱	大胶带	1.00	1	卷		1	卷			
101	骨密度	11	塑料箱	手消毒液	2.00	1	500ml/瓶		1	500ml/瓶			
102	骨密度	11	塑料箱	文具袋	1.00	1	个		1	个			
103	骨密度	11	塑料箱	笔记本	1.00	1	个		1	个			
104	骨密度	11	塑料箱	A4纸	10.00	1	张		1	张			
105	骨密度	11	塑料箱	剪刀	1.00	1	把		1	把			
106	骨密度	11	塑料箱	黑色签字笔	2.00	1	只		1	只			
107	骨密度	11	塑料箱	Mark笔	1.00	1	只		1	只			
108	骨密度	12	纸箱	擦手纸	-12.50	1	包		1	包			
109	骨密度	12	纸箱	抽纸	-2.80	1	包		1	包			
110	骨密度	13	纸箱	擦手纸	3.00	1	包		1	包			
111	骨密度	13	纸箱	黏合剂	2.00	1	瓶		1	瓶			
112	骨密度	13	纸箱	热敏纸	1.00	1	卷		1	卷			

更新数据

图 5-11 物品查询结果展示页面

返回物品管理系统首页

数据序号	组别	箱子编号	箱子类型	物品名称	库存数量	规格	单位	责任人	联系方式	备注
22	采血	3	资料箱	筒笔	899.00	100	只/包			测试
23	采血	3	资料箱	申单	888.00	10	张/包			
24	采血	3	资料箱	口罩	35.00	10	只/包			
25	采血	3	资料箱	小号手套	6.00	100	只/盒			
26	采血	3	资料箱	中号手套	2.00	100	只/盒			
27	采血	3	资料箱	摘抑	1.00	1	个			
28	采血	3	资料箱	文具袋	1.00	1	个			
29	采血	3	资料箱	Mark笔	2.00	1	只			
30	采血	3	资料箱	黑色签字笔	2.00	1	只			
31	采血	3	资料箱	笔记本	1.00	1	本			
32	采血	3	资料箱	剪刀	1.00	1	把			
33	采血	3	资料箱	转运单	30.00	1	张			
34	采血	3	资料箱	A4纸	30.00	1	张			
35	采血	3	资料箱	压血	5.00	1	个			
36	采血	3	资料箱	大胶带	1.00	1	卷			
37	采血	3	资料箱	黄色垃圾袋	70.00	1	70*80cm			
38	采血	3	资料箱	密密桶	1.00	1	包			
39	采血	3	资料箱	保鲜膜	5.00	1	大卷			
40	采血	3	资料箱	白色泡沫板	5.00	1	个			
41	采血	3	资料箱	黑托	15.00	1				
42	采血	3	资料箱	垃圾架	2.00	1				
43	采血	3	资料箱	洗止血带盆	1.00	1	个			
44	采血	3	资料箱	手消毒液	3.00	1	500ml/瓶			
45	采血	4		离心机	1.00	1	台			

返回首页

北京市东城区东单三条5号　|　邮编：100005
CopyRight © 2021 京ICP备20200411111号

网站设计单位	中国医学科学院基础医学研究所 北京协和医学院基础学院 国民健康状况及基本生理参数本底调查项目组 信息与计算流行病学实验室 邮箱：health@ibms.pumc.edu.cn

图5-12　物品数据更新页面

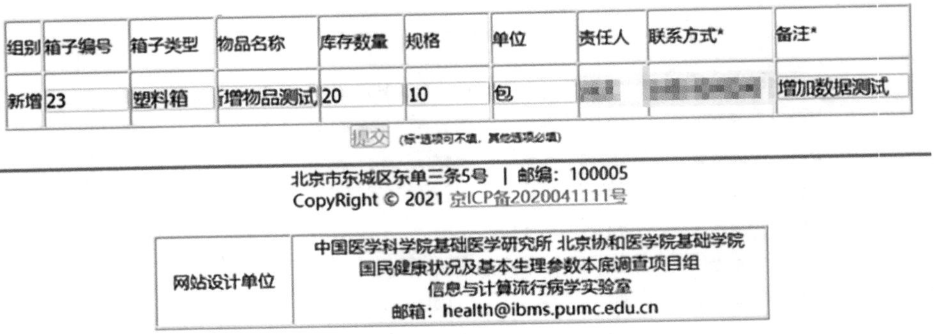

组别	箱子编号	箱子类型	物品名称	库存数量	规格	单位	责任人	联系方式*	备注*
新增	23	塑料箱	增物品测试	20	10	包			增加数据测试

提交 (标*选项可不填，其他选项必填)

图 5-13 物品数据新增页面

第六章 现场随访管理

　　队列研究由于能够同时观察多个暴露因素及其交互作用对健康的影响，且通过长期随访可观察危险因素对健康的长期效应，近年来已成为病因探索、了解疾病发生发展规律的重要研究方法并取得显著成果。京津冀自然人群队列研究是一项大规模前瞻性队列研究，覆盖了从生命早期直至老年的超过11万的全生命期多样化人群。在科技部国家重点研发计划支持下，本队列于2016年立项，2017年开始基线调查，截至2021年12月，已完成至少1次随访，总体随访率为92.3%。工作组结合京津冀地区健康问题特点，主要围绕老龄化和城镇化所带来的一系列健康问题，如心血管与代谢性疾病及其危险因素、老龄化及共病、空气污染的健康效应等，以及儿童青少年生长发育和成人慢性病的早期防治等内容进行了研究。

　　2021年，在中国医学科学院医学与健康科技创新工程项目支持下，按照相同的设计理念和质控模式，工作组选择了具有独特饮食和文化特色，以及不同空气污染暴露水平地区启动了京津冀队列的拓展队列建设。其中，广东省汕头市、梅州市和南澳县分别作为潮汕文化、客家文化和海岛文化的典型地区被选为研究现场。目前已在广东（汕头市、梅州市和南澳县）和河北（保定市和涞源县）两地完成了接近1万人的基线调查，第一次随访计划于2023年底前完成。拓展队列将重点探索膳食和社会文化因素，以及空气污染对不同地区人群的差异性健康效应等。

　　长期和高质量随访是队列研究的科学价值所在，也是其实施难点。京津冀队列在设计之初便特别强调长期随访机制的建立，并根据各队列特色探讨了多种方式相结合的随访管理机制，最大程度降低失访率。京津冀三地虽然在地域上紧密衔接，但队列人群的人口结构和地方管理模式仍存在差异，因此在随访结局事件发现的过程中需要结合多种手段。在队列研究的实践中，为提高研究效率，保证数据真实准确，减少失访，工作组总结和探讨了一系列有关队列随访管理和规范化实施的机制和措施。

一、随访理念和机制

（一）以质量为核心

质量控制涵盖了现场调查过程中暴露因素测量与结局事件收集，后续的随访和数据处理等全过程。既往人群健康调查的经验表明，队列研究质量需要有标准化操作规范，信息化和自动化技术的应用可对队列研究的科学化和规范化起到有效的支撑和助力作用，同时也能有效地减少人为误差并提高研究质量。

（二）分类随访，提高依从性

队列研究最重要的是一个支点和两大要素。一个支点是随访，两大要素是暴露和结局事件。如果失访严重，将无法全面研判暴露与结局事件的关联，队列研究也将失去真正的价值和意义。因此，随访是决定队列研究成败的关键。在自然人群队列研究过程中，工作组应用了多种随访方法，但首选面对面重复调查。随访问卷的内容和检查指标在与基线内容保持一致的基础上，增加一些可以动态评估和测量的暴露或结局事件信息。

京津冀队列根据研究人群不同，分为妇幼队列、儿童青少年队列、体检中心队列、生活社区队列和职业人群队列。除生活社区队列外，其他队列人群都有定期体检的要求，因此，其随访是与定期体检相结合，有较高的重复测量方式的随访率。由于生活社区队列人群主要来源于自然生活社区，退休和无固定职业人员相对较多，在指定的随访期间全部召回进行面

对面随访的难度极大，故生活社区队列的随访率略低于体检队列。为避免
生活社区队列可能出现的严重失访问题，我们采取电话随访、微信群推送
和结局事件被动监测等多种方法作为补充手段来提高随访率。

随访间隔时间则因不同队列人群的年龄、职业特点和生活状态特征而
异。妇幼队列按妊娠期定期保健管理对接随访时间；儿童青少年队列随访
与学校安排的学生体质和健康检查对接；体检队列随访与其年度体检时
间对接；生活社区队列随访以社区卫生服务中心为依托选择在温暖季节
进行，原则上要求40岁以下人群至少每3年随访1次，40岁以上人群至少
1～2年随访一次。职业人群队列则根据行业要求通过定期体检随访。

（三）多种手段相结合促进结局事件的发现

结局事件追踪和确认：通过随访可同时获得暴露和结局双重变化的信
息，但是单纯地依靠定时定点的随访来获得结局事件是远远不够的。为此
我们拟建一个随访和结局事件发现的一体化机制，将不定时地抓取结局
信息与定期随访相结合，按照互利双赢的原则汇集多部门的健康相关数
据。监测内容包括暴露因素变化的定性和定量测量、健康状况变化和发病
结局、死因监测及调查对象迁移和失访信息。就目前京津冀地区可用的结
局事件发现途径而言，急需与当地医疗卫生和社会保险等政府部门多方协
商，建立多部门合作机制，制订限定队列人群范围的、设定严格使用权限
和隐私保护机制的安全可行的结局事件获得方法。京津冀三地虽然在区域
上交织接壤，但由于在队列人群的人口结构和当地行政管理等方面仍显现
一定差异，所以在随访和结局事件发现机制上，仍需按照分类和多样化原
则，对不同区域队列将通过主动和被动两种方式获取结局事件信息（图
6-1）。虽然被动收集结局事件的某些机制目前尚未实现，但是作为一种未
来高效的结局事件获得来源，可望成为长久性队列研究的结局事件发现的
重要手段和不可或缺的方法。

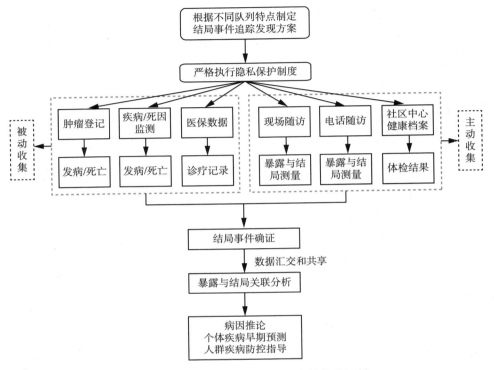

图 6-1　自然人群队列研究结局事件发现机制

引自：单广良. 京津冀自然人群队列研究的理念与实践. 中华流行病学杂志，2021，42（8）：1493-1497.

二、减少失访的措施及其应用

控制失访：失访率高低主要取决于研究对象的依从性，为此我们采取了一些可行有效的措施增加队列人群对项目的信任度、参与感和获得感。在每次现场调查和体检中，为参加者提供健康咨询，当天体检结束时返给一份包含血压、心电图和骨密度等检查的常规体检报告单。血液生化检查和其他所有检查结果将通过手机"京津冀健康"App 免费查询和下载。此外，根据不同队列人群特点拟逐步采取以下措施提高随访成功率：①制定长期的队列随访方案，设置固定随访专员。②建立京津冀健康公众号或多个队列随访微信群，推送主动健康信息和常见病防治常识，增加队列建设者凝聚力，维护队列稳定性和长期性。③随访前针对不同年龄和职业队列人群特点定向进行不同形式和灵活多样的宣教动员。

三、数据资源共享

（一）数据资源共享的理念和实践

数据共享和有效利用需要解决不同研究之间，以及同一研究内部不同参加单位之间的数据共享和使用问题。数据和资源的有效共享是盘活科研资源和产出高水平研究成果的重要渠道。目前京津冀队列的基础数据已按照国家统一管理要求，全部汇交至国家人口健康科学数据中心。在项目执行过程中，工作组已按照"共生、共建、共享和共赢"的原则制订了《京津冀区域自然人群队列研究数据和样本共享协议》，为工作组内部各数据和生物样本产生单位之间实现共享提供了机制保障。在严格遵守国家关于人类遗传资源使用相关规定的前提下，在明确和科学合理的研究假设的基础上，工作组目前已和国内部分高校和科研机构实现了数据共享。

（二）数据资源共享的机制和挑战

国民健康调查数据覆盖了人体多个重要系统和器官的生理参数数据，包含丰富的中国人群健康表型信息。通过多年的实践，工作组发现数据资源共享过程中依然面临数据信息安全性、数据资源再利用时的科学性和合理性等挑战。因此，目前国民健康调查数据资源共享方式为协议共享：①通过签订协议，明确各方责任和权限，提高资源共享单位在数据管理和使用方面的安全性，防止信息资源无边界扩散，特别是非法扩散至境外机构和无资质机构。②保证数据信息的有效、合理使用。科学数据的产生和采集过程十分复杂，通过协议共享，可以有效沟通并使资源共享方了解数据资源产生背景、适用人群、数据利用与挖掘的方向等，提高数据资源应用的科学性和合理性。同时，通过对资源共享方研究方案等材料的审核，可为其提供技术支持和指导，促进学术交流与合作。

第七章 现场调查的全程质量控制

一、国民健康调查中的数据质量控制概述

数据质量控制始终是现场调查工作中的重点和难点，在调查过程中，我们采用了一系列方法和技术手段以保证具有大规模、跨时长特点的科学研究的数据质量。这些方法和技术包括标准化操作指南的制订和应用、采用信息技术保证数据采集和反馈的准确性和便利性、制订数据标准化和数据清洗的统一原则等。同时，为促进后续研究的可持续性和数据管理的效率，我们研发了生物样本管理系统和物品管理系统，实现了调查资源的分类和统筹管理。

二、数据采集和管理中的质量控制

（一）数据采集内容和形式

国民健康调查的内容覆盖面广，涉及人体多个系统和器官功能的评估，并结合问卷调查收集了调查对象的社会人口学、个人和家族疾病史、健康相关生活方式等方面的信息。调查所采用的资料收集形式包括问卷调查，体格检查，血常规检测、血生化检验等实验室检测。具体采集指标见本书第三章表3-1、表3-2。

（二）数据采集的质量控制

数据采集的质量控制不仅体现在采集过程中，采集前后同样需要强化质控措施。工作组在长期实践基础上建立了系统的覆盖人群现场研究全过

程的数据质量控制措施。

1. **数据采集前**　制订现场调查的标准化操作指南，明确工作组内部人员分工和现场协作时的注意事项，并由专人负责专项调查内容，特别是问卷调查的培训和部署；设计数据采集工具并进行多轮论证，保证所采集信息的国际通用性和可比性；设计和建立数据库。

2. **数据采集时**　为最大程度提高数据采集质量，我们在问卷调查时严格采取面对面的询问方式，严格限制问卷条目数量和询问时长，避免贪多求全和无法准确获取的信息。

此外，为保证不同时间和地区采集数据的可比性和规范性，工作组采用了以下质控措施：①保持团队核心成员的稳定，现场调查的设计框架、主要研究内容和方法不变。②采用统一型号的仪器设备，及时校准和更新，确保不同时期调查数据的可比性，同时也为后续数据标准化和数据清洗提供便利。③问卷调查中变量的定义和分组标准、疾病的定义和分类标准、实验室检测方法在不同时期均保持一致。不同调查内容的质量控制措施见表7-1。

同时，随着调查地区和人群范围的不断扩大，工作组也积极探索信息化技术在数据质控中的应用，先后研发了身份信息识别系统、问卷扫描录入系统和体检结果查询反馈系统等，极大提高了数据采集的准确性、高效性和惠民性（详见本章"三、信息化技术在数据质量控制中的应用"）。

表7-1　国民健康调查部分数据采集内容及质量控制措施

采集内容	具体指标	采集方式	质控措施
社会人口学信息	性别、出生日期、居住地、文化程度、个人收入、职业、医疗保险等	问卷调查	统一进行问卷调查员培训，重点围绕关键信息的询问技巧、问卷变量的统一标准和变量定义等内容
健康相关生活方式	饮酒、吸烟、体育锻炼、体力劳动、饮食习惯（2021年新增加内容）		

续　表

采集内容	具体指标	采集方式	质控措施
身体测量和体成分检测	身高、体重、体成分（脂肪量、脂肪率、肌肉量等）	仪器测量	调查前由专业人员对仪器进行校准，指定专人负责现场仪器操作和日常管理
心肺相关功能	血压、心电图、心功能、肺功能		
听力、嗅觉、口咽检查	双耳电耳镜检查、纯音测听气导听阈；嗅觉识别阈值；咽部微生物表达情况	仪器测量 人工检查	检测仪器由专业人员定期校准维护，检查时由耳鼻喉科专业医生操作和日常管理
骨骼肌肉相关测量	骨密度、握力		
血常规	红细胞计数、白细胞计数、血红蛋白、血小板计数等	实验室检测	由经过统一培训的护士负责静脉血采集；血常规检测仪器定期校准并应用统一检测方法；血生化指标应用统一试剂和仪器，并由指定医疗机构统一出具报告
血生化指标	空腹血糖、血脂、肝功能、肾功能、免疫球蛋白等		

3. 数据采集后　制订数据清洗和标准化的统一规则，及时对收集的数据进行查缺补漏和清洗，并建立数据库。

国民健康调查和自然人群队列研究数据质量控制的独特性在于重视现场调查中的质控，即数据采集时的质控环节。由于关键变量的缺失或者错填可能对调查结果造成较严重的影响，现场及时发现并进行弥补和纠正十分必要。此外，数据采集后的常规数据清洗无法对一些重要信息进行核对和弥补。例如，对于溶血等原因造成的血液生化指标检测结果缺失，可以在现场调查阶段及时邀请调查对象再次检测；现场招募的调查对象人口性别构成比例失衡时，可以通过及时调整招募策略加以纠正。数据采集后的数据清洗是在现场质控的基础上更细化的逻辑核查，并保留清洗不同阶段和不同内容下各个版本的数据库。

（三）数据管理中的质量控制

1. **数据标准化**　数据标准化是数据质量控制的关键环节，是实现数据规范化管理和科学应用的重要手段。国民健康调查过程中，我们通过编制数据字典和变量说明、统一数据库内部结构、统一变量类型等措施完成了数据标准化的过程。数据字典和变量说明的示例内容见表7-2。在调查进行中对于新纳入的研究内容，及时更新数据字典和变量说明，并同步更新数据库。

表7-2　国民健康调查数据字典与变量说明示例

变量名称	变量说明	变量赋值	变量类型
ID	调查对象唯一编码	采用6位阿拉伯数字编码，前2位代表地区	数值型
TIME	调查日期	采用YYYY/MM/DD的赋值形式	日期型
SEX	性别	男＝1；女＝2	数值型（分类变量）
HEIGHT	身高	单位：厘米，直接录入身高测量值，保留2位小数	数值型（连续变量）
NOW ADDRESS	家庭现住址	直接录入调查对象的现住址，统一格式为××省××市××县（区）××乡（镇/街道）×××村	字符型

2. **数据清洗的原则和过程**　数据清洗的首要原则为保持原始数据的完整性，即不轻易删除数据。其次为注意数据清洗过程的规范性。需要提前制订数据清洗计划、对清洗过程中数据集的变动和更新撰写备忘录以备查。数据清洗的具体内容包括数据核查、缺失值和异常值的识别和处理、数据库的合并和关联等。国民健康调查数据清洗的过程见图7-1。

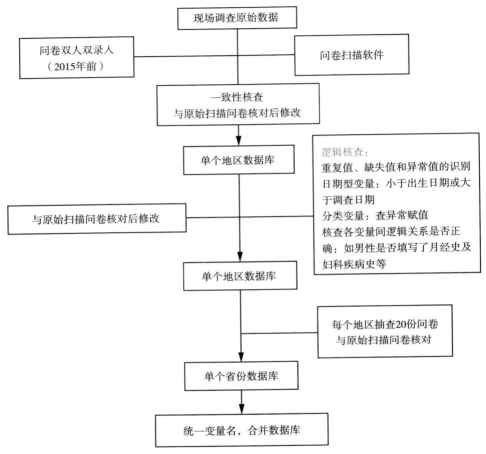

图 7-1　国民健康调查质量控制和数据清洗逻辑示意图

三、信息化技术在数据质量控制中的应用

（一）利用信息化技术提高数据质量

现场调查时，通过应用身份信息识别与问卷扫描系统，可实时捕获调查对象的身份信息，避免人工录入时可能的漏填、误填；通过及时反馈当天未回收问卷编码可提示工作人员追回调查对象并补全调查信息（图7-2A）。此外，为避免传统人工录入纸质问卷时可能出现的错误，自2015

年开始，工作组研发了问卷扫描软件，将纸质问卷扫描后可即时转化为电子数据库（图7-2B）。以上信息化技术的应用极大提高了数据采集的准确性和数据管理的效率。

（二）利用信息化技术反馈体检结果，提升社会效益

为及时反馈体检结果，促进公众自我健康状况知晓度，工作组先后开发了"协和健康""京津冀健康"等手机应用软件，以及"协和公众健康"微信小程序。健康检查结果包括身体测量结果评价（身高、体重、体成分）、骨质肌肉健康评价（骨密度、握力）、血常规（红细胞、白细胞、血红蛋白等）、血生化免疫（肝功能、肾功能、血脂、空腹血糖、免疫球蛋白等）、血压和心电图、心肺功能等。调查对象通过在手机应用软件或微信小程序客户端输入身份证号，可查询以上体检结果（图7-2 C）。目前"协和健康""京津冀健康"和"协和公众健康"三个平台用户覆盖了13个省市7万以上人群，具备良好的社会效益。平台同时提供咨询渠道以便及时为调查人群提供个性化的健康咨询服务。

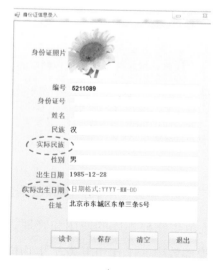

A

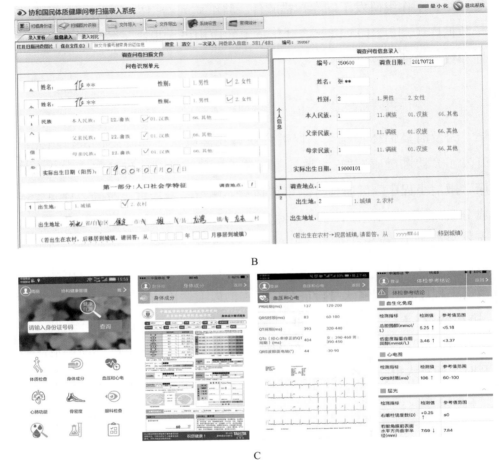

图7-2　信息化技术在数据质量控制中的应用

注：A为调查现场身份信息识别软件，可读取调查对象身份证信息。根据父母民族确定并记录本人的实际民族。当身份证出生日期与本人实际出生日期不符时，还须补充记录调查对象的实际出生日期；B为问卷扫描系统，可实时将左侧图片中的扫描数据自动转换为右侧的电子数据；C为基于手机应用软件"协和健康"的体检结果反馈平台。

（三）开发物品和生物样本管理系统，提高数据资源管理效率

调查过程中，为规范生物样本库的使用和管理，提高研究所用耗材和多种类型仪器设备的管理效率，工作组开发了生物样本库管理系统和国民健康调查物品管理系统（见第五章，图5-7～图5-13）。生物样本库管理系

统的主要功能：记录生物样本入库、出库、样本量、样本属性等信息；实现样本存储位置的可视化，并提供样本信息即时查询检索功能等。物品管理系统的功能：管理者可对现场调查涉及的仪器和耗材进行在线实时更新（登记、增加、删除）；管理者可及时查看和分析耗材使用情况；调配不同地区、不同时间和不同人群用量的物品分配，提高调配效率，避免重复采购，减少浪费；规范耗材的使用登记和借出等流程。详细介绍和具体操作见本书第五章"三、生物样本管理系统和物品管理系统"。

四、数据标准化

收集的数据和样本信息面临的突出问题是数据的标准化、共享和有效利用。在大型队列研究当中，常涉及多样化的队列人群，暴露和结局测量的标准和方法等也不尽相同，实施标准和操作方法不统一，使得整合后的各队列仍相对独立，尚不能直接进行数据汇交和共享，导致队列共建的成效和研究效率受限。例如，在数据标准化过程中，很难使延续的队列改变以往沿用的数据标准而使用统一规定的标准，所以，在摸清和归纳了各不同来源数据标准的异同后，在不同队列的异构化和分布式数据基础上，拟在数据汇交端口设计一个针对不同来源和标准数据转换模块，使标准不同的数据转换为统一规定标准和格式的通识数据。

（一）数据标准化的目的和原则

通过科学研究获取的数据，其展示形式主要是数据集（dataset），往往由数据表构成。例如，比较常见的Excel表格，其中每一行代表一个调查对象（或个体），每一列代表一个变量。即使是同一个研究，由于调查内容较多，涉及的人群来源多样，也可能产生多个数据集。为了保证研究数据内部一致性，便于数据集间的整合和后续的数据清洗与分析，需要保证数据具有统一的形式，即实现对研究数据的标准化。流行病学调查或实验室相关数据在收集阶段就需要考虑数据的标准化问题。数据标准化是数据质量控制的重要环节，主要是为了解决数据采集和分析过程中的可比性、完整性和有效性等问题，实现数据的规范化管理和科学应用。

1. 数据标准化的主要目的

（1）通过规范数据采集过程，实现数据集内部结构的一致性：对研究数据进行标准化的主要目的，是为了保证数据集在内部结构上的一致性，便于数据集的整合和后续的数据处理。数据标准化的工作应该在数据采集前便开始，包括建立统一的数据库、变量定义的一致性和规范性、变量名称的统一和规范用语的制订等。例如，在大型人群现场调查项目中，往往根据不同的人群特点设计不同的调查问卷，但其中都包括了社会学人口信息、健康相关生活方式信息和疾病信息等。对于这些信息，在收集前便制订统一的定义和标准，这一做法是数据收集准确、有效和实现数据标准化的基本前提。

（2）方便数据清洗和后续进行规范的统计分析：数据采集的规范化、数据集内部结构的标准化，使不同数据集结构之间通用和可比，可为后续的数据清洗工作提供便利的条件，也是开展统计分析的前提。例如，现场调查数据在收集完成后需要进行数据清洗，可能涉及不同数据库／数据集的合并，数据库内部结构保持一致并有统一的变量定义和度量单位，可以提高数据清洗的效率。

2. 数据标准化的主要原则

（1）可比性：数据集或者数据库内部的标准应保持一致。例如，同一数据集内部或不同数据集对"吸烟""饮酒"的定义和分类标准应一致，以避免由此导致的信息错分偏倚。

（2）通用性：在设计数据库时，数据采集的标准或类别应与其他较常用的外部数据保持一致，宜参考或使用现行或通用的卫生相关数据集标准，特别是需要与其他外部数据进行关联时。

（3）完整性：在进行数据标准化时，不应改变或减少拟采集信息的丰富性，而仅应对内部结构进行统一化和一致性的设置。例如，在定量数据和定性数据的标准化中，定量数据应保留其数据格式，不宜转换为定性数据（分组数据），避免信息损失。

（4）易用性：标准化的方法应尽量简明易懂，方便操作。标准化后的数据也应尽量清晰易懂，方便进一步的数据清理和统计分析。

（二）数据标准化的流程和主要方法

1. 数据标准化的流程

（1）数据采集前：建立数据库。无论是应用流行病学专题调查还是监测数据平台进行数据收集，都需要事先完成数据库的设计，在数据采集前为数据标准化打好基础。数据库是按照数据结构来组织、存储和管理数据的仓库，它是以一定方式存储在一起，能为多个用户共享、具有尽可能小的冗余度、与应用程序彼此独立的数据集合。

数据库应具备以下特点：①独立性。反映不同调查内容、不同时间采集或不同来源的数据应在不同的数据库中单独存储。如队列研究中的基线数据库和随访数据库。②关联性。尽管不同数据存储时相对独立，但彼此之间应具备可供关联的唯一标识，如现场调查时调查对象的身份证号或者唯一的体检编号等，使不同数据之间能够建立关联。③简易性。体现在两个方面，一是不存放冗余和重复的数据，二是数据库里的变量命名应清晰易懂，无歧义，且不同数据库里共有的变量名应命名一致。

建立数据库的方式与调查手段有关，同时也随着信息化手段的不断发展而日益增多。根据一定的研究目的而设计的流行病学专题调查，可以应用EpiData软件构建数据库，将纸质问卷收集的调查信息或其他健康信息录入。借助平板电脑等电子设备开展的电子化问卷调查，可直接通过电子设备将调查数据转为便于读取和处理的数据库文件，如Excel文件。医院等医疗机构借助常规工作网络平台进行的数据收集，可根据不同的平台功能设计导出不同的文件，最终统一转换为便于数据清洗和分析的文件格式。

数据类型标准化：在构建数据库过程中，可以为每个变量设置合适的数据类型。数据类型一般包括3种：数值型、字符型和日期型。数值型变量通常用于描述事物的数字特征，适用于各类计量的变量，取值为数值型数据。例如，定量的检查指标，如人体身高、体重等数据。数值型数据又可进一步划分为整数型和小数型2类，前者如家庭人口数，后者如人体血红蛋白值等。在构建数据库时可根据不同指标/变量的定义和特征，设置不同的数值型数据的录入规范，如规定家庭人口数的录入必须为整数，再如设置身高和体重保留两位小数等。

字符型变量也可以用于定量数据的描述，如统计分析软件SAS可以读取数据集中的字符型定量数据并实现部分计算功能。字符型变量还可用于各类文字描述，或定性表示的变量，如姓名、地址、诊断疾病的名称等。

日期/时间型变量适用于所有表示日期或时间的变量，如出生日期、调查日期、诊断日期等。

（2）数据采集后：数据采集后仍然有必要对收集的数据进行标准化处理，特别是需要进行数据共享或多个数据库进行整合和关联时，需要对不同数据库的数据进行标准化处理。数据标准化处理的内容包括以下几方面。

数据类型的标准化：除了在建立数据库时需要考虑不同变量的数据类型，在合并多个数据集或数据库时，也要对相同变量但不同数据类型的情况进行处理。例如，在不同来源的数据库中，"性别"这一变量的数据类型，有可能是数值型（赋值为"1""2"），也有可能是字符型（赋值为"男""女"，或字符型的"1""2"），在进行数据库合并时需要先将数据类型进行统一。

数据格式和值的标准化：为了保证数据库内部数据的统一性和规范性，根据研究需要，还需要将数据格式和数值进行标准化。对于有不同计量单位的数值，要将其标准化为统一的计量单位，如长度或身高单位统一为cm或m，血液生化检测指标里的血尿酸值统一为mg/dl或μmol/L。对于日期/时间型变量，应转化为统一的格式，如YYYY/MM/DD（年/月/日）。

用标准方式生成新变量：对于一些衍生变量，即需要通过原始数据计算生成的新变量，如利用身高和体重数据计算出的体质指数（BMI），在同一数据库和需要关联的不同数据库中都采用统一的、规范的标准。再如，临床上常用的肾小球滤过率，其估计公式有多种，应注意数据库中计算公式的统一化。

编码的标准化：对于相同的变量，编码方式应统一，如疾病诊断，建议应用国际疾病分类（international classification of disease，ICD）进行编码。

2. **数据赋值和编码**　数据赋值和编码是实现数据标准化的重要途径。数据赋值和编码根据不同的数据采集方式有所不同。根据数据来源，常用的数据采集方法包括专题现场调查、常规监测数据等。

（1）不同来源数据的数据赋值和编码

1）专题现场调查数据：现场调查是流行病学研究中的基本方法，是获取第一手数据资料的重要手段。现场调查前，往往会根据研究目的事先设计调查问卷和关键指标的收集方法与流程。问卷调查的形式有多种，既有传统的纸质问卷，也可以采用电子问卷，如目前较常用的利用平板电脑进行问卷调查，或利用互联网技术开展电子问卷调查（如基于手机应用程序的信息收集等）。传统的纸质问卷应用简单、直观，方便现场进行查验，但需要事先设计数据库并编写数据字典，为数据库中的变量设置变量名称、说明、变量类型和编码方式等，方便后续的数据清洗和分析。以国民体质与健康调查的问卷调查为例，调查内容包括了个人基本信息、健康相关生活方式、个人及家族疾病信息等，每部分的信息收集都由若干个变量构成，表7-3列举了部分变量的赋值与编码方式。不同数据类型的赋值和编码方式有所不同。字符型数据可事先限定输入长度，日期型数据可事先规定统一的录入形式，而数值型数据的赋值和编码情况则较为复杂。数值型数据分为定量数据（连续型变量或离散型变量）和定性数据（分类变量）。定量数据的赋值方式较为简单，只需要直接录入数值即可，可以事先设定统一的单位（如体重按kg录入）和上下限范围（如年龄在某个固定的区间），而分组数据则需要规定不同分组情况下的赋值标准。在数据收集过程中，为了便于后续的资料整理和统计分析，研究者往往会将数据转化为分组变量，如文化程度按照等级进行分组，家庭收入也可按照一定的标准进行划分。以文化程度为例，表7-3中的文化程度共设置了6个类别，代表不同的文化程度等级，每组分别以1、2、3、4、5、6来编码。

表7-3　国民健康调查部分变量的赋值和编码情况

变量名称	变量说明	变量类型	赋值和编码情况	
Birthday	调查对象的实际出生日期*	日期型	统一采用YYYY/MM/DD的赋值形式	
Education	调查对象取得的最高学历	数值型（分组变量）	采用等级变量的赋值形式。文盲＝1，小学＝2，初中＝3，高中/中专＝4，大专/本科＝5，研究生及以上＝6	
Sex	性别	数值型（分组变量）	男＝1，女＝2	
Address	调查对象的现住址	字符型	直接录入调查对象的现住址，统一格式为××省××市××县（区）××乡（镇/街道）×××	
HTN	高血压个人疾病史	数值型（分组变量）	有＝1，无＝0，不详＝99	
Smoke	个人吸烟史	数值型（分组变量）	目前吸烟＝2，曾经吸烟＝1，从未吸烟＝0	
DBP	舒张压	数值型（连续变量）	直接录入舒张压值即可，不保留小数	

注：*在现场调查中，使用身份证信息和个人询问相结合的方式确定调查对象的实际出生日期。

2）常规监测数据：常规监测数据是指通过政府相关部门（卫生、社会保障、公安等）或社会组织当前运行的监测系统或常规工作中形成的资料和数据库，如疾病预防控制系统的全死因监测系统、医院的病案数据、医保管理系统和妇幼保健信息系统等，从中筛选出研究所需的信息，获取研究对象的健康状况。常规监测数据常用于队列研究中随访信息的获取，如死亡和疾病结局等。常规监测数据往往在设计时便已有了较完备的数据库和数据字典，数据采集后的编码和赋值问题主要体现在后续数据清洗过程中，如与其他数据库进行关联时，为保证数据内部结构的一致性而进行赋值和编码的调整等。

以上两类数据多数情况下可结合研究目的和可行性进行整合，提高研究的效率和既有资料的利用率，避免重复调查带来的资源浪费。例如，大型人群队列研究在随访时，除了采用现场调查对调查对象进行重复测量外，也可以利用国家医保管理系统的数据对调查对象进行随访，降低失访率。

（2）统计分析阶段的变量赋值和编码：在数据清洗和统计分析阶段，可能还需要根据变量类型和分析方法对变量重新赋值，如设置亚变量；也可能为了便于统计分析对变量进行处理，如将多分类变量转化为二分类变量。

五、数据清洗及质量控制

（一）数据清洗的意义和主要流程

1. 数据清洗的意义和原则　数据清洗是指从数据收集结束，到统计分析之前，需要对数据做的重新审查和检验的工作，旨在发现并纠正数据文件中存在的可识别的错误，是数据质量控制的关键环节。

数据清洗的原则：①完整性。数据清洗不应破坏数据的完整性，在没有充足理由的情况下，不应擅自对数据进行删除或合并处理（如将多分类变量合并为二分类变量，或将定量数据转换为分类数据）。即使需要删除、合并数据，也应详细在数据清洗报告或记录中记录。②规范性。数据清洗应遵循一定的原则，最大程度保证数据的真实性、可靠性，所采用的技术方法应符合一定的逻辑准则和技术规范，这些准则或规范应在数据清洗计划中得以体现，并经研究团队统计相关技术人员审核通过。例如，在对缺失数据应用统计学方法进行填补时，应对填补的方法、适用条件进行检验，符合应用条件时方能进行统计学处理。

2. 数据清洗的主要流程 数据清洗的主要流程包括制订数据清洗计划、数据检查、问题识别和问题处置、撰写数据清洗报告/记录等。

（1）制订数据清洗计划：在进行数据清洗之前，应首先制订数据清洗计划，明确数据清洗的对象、过程、应用的主要方法和预期进度等。撰写数据清洗计划可以是动态的过程，在后续的数据清洗过程中，可根据发现的问题随时调整下一阶段的数据清洗计划，以保证数据处理的科学性、规范性和可行性。

（2）数据预处理和检查：撰写数据清洗计划后，对收集的数据进行预处理，包括数据格式的转换，使之成为便于利用专业软件进行数据清洗的格式。例如，将EpiData软件采集的数据转换为Excel格式，或将Excel数据转换成SAS统计分析软件可读取的数据文件等。

（3）问题识别和处理：清洗中发现的主要问题包括重复值、缺失值和异常值。其中缺失值和异常值的发现和处理方法较为复杂，本章将在后文详细讲解。

（4）撰写数据清洗报告/记录：数据清洗在启动时就应撰写数据清洗记录或备忘录，记录数据清洗的过程和发现的问题，以便及时对数据清洗计划进行调整和完善。在数据清洗完成后，及时撰写数据清洗报告，有助于研究者掌握数据质量控制的全过程。

（二）数据清洗内容

1. 数据核查

（1）数据核查的内容：数据核查是数据清洗的第一步，是指研究者对采用调查问卷或其他方式收集的原始资料进行初步审阅，校正其中存在的错填、误填、空白和严重缺项等问题的过程。例如，在中国国民健康调查中，研究人员利用SAS软件完成了问卷收集数据和体检数据的数据核查工作，核查过程包括纳入排除标准核查、数据双人双录入后一致性检验（对不一致的记录查询原始问卷进行逻辑核查），对于缺项的重要信息变量采取电话问询补齐等。在修改和完善原始数据库、核查无误后形成清理后的数据库。数据核查的内容主要如下。

1）是否符合纳入和排除标准：一项研究在起始阶段便应根据研究目的，明确研究对象的纳入和排除标准，以保证研究对象能够最大程度地代表目标人群和源人群。尽管如此，现场调查时仍然可能存在少数不符合纳入或排除标准的研究对象，或者有些研究对象只有在实验室检测结果给出之后才能判断是否需要排除。以国民健康调查为例，研究对象的入组标准为年龄20～80岁，调查地居住时间超过1年；排除标准为无严重的肢体和智力残障、妊娠期妇女、现役军人或警察。在数据清洗阶段，需要进一步按照纳入和排除标准对上述条件进行核查，以保证研究对象的代表性。

2）是否存在数据错误：在数据采集和录入过程中，可能会出现错误，如小数点位置错误，同一指标度量单位不统一，数据记录窜行、窜列，将手写数字读取为电子数据时转换出错等。

3）是否存在重复值、缺失值和异常值：同一调查对象的信息有时可能会被重复录入，可通过Excel中或其他数据库软件的查重功能实现重复值的查找。对于同一调查对象同一时点的重复测量指标，可根据专业知识判断进行选取。在大规模的人群调查中，即使采取了严格的质量控制措施，仍然难以避免产生数据缺失的情况。研究关键变量的大量缺失会导致偏倚的产生，使研究结果不可靠，因此在数据核查时应重点关注关键变量是否存在缺失。例如，某队列研究拟分析吸烟和多种疾病结局的关系，吸烟状况便是该研究中的关键变量（关键暴露因素），吸烟信息的缺失会导致统计关联估计时样本量的损失，当数据缺失存在一定的选择性时（如某特定人群的缺失较多），则会导致选择偏倚。

（2）数据核查的主要方法

1）人工核查：即由调查人员或者专门负责质量控制的人员对收集的

原始数据进行核查。负责人工核查的工作人员需要熟悉整个研究的过程，特别是研究对象的纳入和排除标准、调查内容和数据规范化的要求，需要经过统一的培训之后才能胜任。在国民健康调查过程中，工作组采用纸质体检表收集调查对象的信息，并在体检表中设置了问卷调查、体格检查和采血环节的核对内容（例如，采血后由采血人员加盖印章表示该环节已完成）。调查对象在完成问卷调查后，由专门的问卷质控员进行信息核对，初步检查逻辑错误和避免漏项；全部检查结束后，由问卷回收处的工作人员查看体检表，确保无缺项、漏项后进行回收。

2）逻辑检查：数据收集完成后，对调查数据是否符合逻辑规则进行核查，如男性不应存在月经史等信息；从不吸烟者不应有吸烟量信息等。为避免数据出现前后逻辑错误，在建立数据库时可制订一定的数据录入规则，如性别如果选"男"，则不能再填写月经史或孕产史等信息。数据收集后可制订一定的逻辑核查规则并利用统计分析软件编写和运行相关逻辑核查程序，从而发现存在逻辑错误的数据并进行纠正。

3）统计专业检查：①统计分析比对。通过应用统计分析软件，可以查找人工核查和逻辑检查不易发现的问题。例如，一些统计指标可利用公式计算得出，如由农村移居至城市居住的年限（当前时间−移居至城市的时间）、吸烟时长（戒烟时间/当前时间−开始吸烟的时间）。通过计算这些指标的数值，判断是否存在缺失、逻辑错误和极端值。②图示法检查。应用统计图可以直观地反映出数据分布的特点，帮助研究者发现可能存在的问题。常用的统计图包括直方图、箱式图、散点图等。

直方图（histogram）：可用于描述连续变量的频数（或频率）分布。直方图中，可以将拟分析或核查的变量分为若干组区间，然后以这些区间构成水平轴刻度，确定每一组区间中观测值的频数或者相对频率，从而绘制出矩形图。直方图对大数据集的概括和整理非常有效，借助直方图可以直观地了解数据的分布形态，从而帮助研究者初步判断拟分析的数据有无异常值和严重的缺失。如图7-3所示，研究者可利用直方图了解国民健康调查中研究对象的收缩压的分布情况，对于极小和极大值通过对比原始记录核对数据的准确性，从而进行下一步的处理。

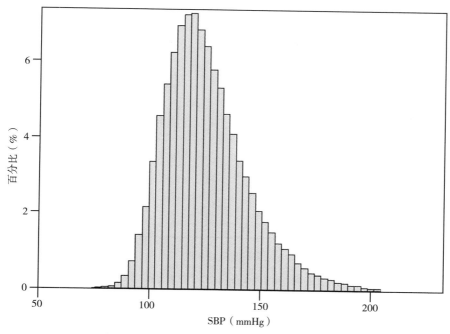

图7-3 国民健康调查原始数据中的收缩压分布直方图

箱式图：也称为盒式图（box plot），与直方图一样用于计量资料分布情况的考察。与直方图对一个连续变量分布进行描述有所不同，箱式图是利用均数、中位数、上下百分位数来描述数据分布的特征，比直方图有更多统计学上的重要信息，可以用来进行多组计量资料的数据特征描述与比较。如图7-4，图中箱子中间的横线代表中位数，箱子中间的"o"或"＋"代表均数，箱子的高度代表数据的四分位数间距。方框外的上下两条横线分别为1.5倍的四分位数间距。超过3倍四分位数间距者为极端值，需要对原始数据进行核对。

散点图（scatter plot）：散点图可以直观呈现数据点在直角坐标系中的

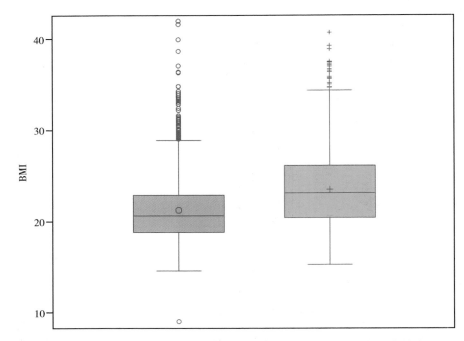

图7-4　国民健康调查中30岁以下调查对象的不同性别体质指数分布箱式图

注：BMI为体质指数，单位为kg/m²；"○"代表男性；"＋"代表女性。

分布情况，可用于描述两个（或多个）变量之间的关系。以二维散点图为例，横坐标和纵坐标分别代表一个变量，可在平面直角坐标系中描绘出每一对观察值的位置。如图7-5所示，身高与体重基本呈直线正向相关的关系。若在图形上某一点严重偏离整体数据的趋势线，即远离散点，则会较大程度上影响两个变量间的相关关系，该点为离群值，需要查看原始记录核对数据后进行处理。

除了上述图形之外，还有描述数据是否符合正态分布的Q-Q图，考察数据分布中是否存在极端值的标准化残差图等。研究者可根据不同的数据核查目的选择适合的统计图形。

2. **数据合并和数据库关联**　在流行病学研究中，通常需要合并不同来源的数据集，如将不同时期的数据集进行关联、合并，或将不同人群、不同研究内容的数据集进行合并。根据数据合并的方向，可以分为横向合

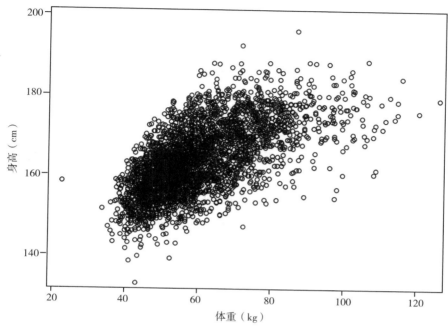

图7-5　国民健康调查中30岁以下成年人体重与身高的相对关系散点图

并和纵向合并。

（1）数据集/数据库的横向合并和关联：数据集/数据库的横向合并通常是将同一调查对象的不同调查内容合并。合并后数据库的变量数目增加，而观测个体的数量不增加。例如，在国民健康调查中，一个研究对象所产生的数据可能被分配在不同的数据库中，如身体成分数据库、生化检测指标数据库、问卷调查数据库等。在统计分析时，为了完整地呈现数据结构，描述数据分布，需要将这些数据集进行合并。另如，在队列研究和临床试验中，还需要将随访数据库和基线调查数据库进行关联和合并。利用统计分析软件可以很方便地实现这一过程，如SAS软件中的"Merge"（合并）语句等。需要注意的是，这些数据集中必须都具有某个调查对象的唯一标识符，通过标识符将不同数据集/数据库中的同一个体关联起来。例如，某个调查对象的体检编号或者住院编号，也可以是身份证号等只有唯一数值的变量。

171

（2）数据集/数据库的纵向合并和关联：数据集/数据库的纵向合并通常是指不同研究对象相同调查内容的合并。例如，不同地区调查人群问卷调查数据库的合并。合并后研究对象的数量增加，而数据库的变量数目不变。在数据集纵向合并时，需要注意保证各个数据集相同含义的变量在命名方式和变量类型方面的统一，如同样是表示调查日期，不同数据集/数据库的日期格式可能不同，在纵向合并时需要统一为一种格式，如均为YYYY/MM-DD（年-月-日）。

在实际应用时，特别是整理多个时间点的大规模调查数据时，往往既有横向也有纵向合并，研究者可根据不同软件的特点选择更加便捷的合并顺序。

在开展人群健康调查的数据采集和管理的过程中，针对不同环节严格开展质量控制是获取真实和准确信息的重要前提。在信息化技术高速发展的今天，充分利用科技先进手段开展数据质量控制工作可以促进科研管理的效率和规范性。数据资源共享可以促进资源使用的效率和学术交流，但如何合理、规范地开展数据资源共享仍然存在一定挑战，未来应继续完善对数据资源共享机制的探索和实践。

后　　记

本书即将完稿之际，恰逢团队获得新一轮国民健康状况和基本生理参数调查（三期）项目资助，在振奋与感恩之余，也倍感肩上重担。未来五年，工作组将延续本书所呈现的国民健康调查模式，牢牢把握以质量为核心的理念，在之前国民健康调查项目未覆盖的省份继续开展现场调查，促进国民健康。通过几代人的努力，争取将我国不同省份人群的基本生理参数本底摸清，助力我国科技基础战略资源的完善，促进临床诊断和精准医疗。通过多学科融合和流行病学现场调查的长时间、高强度历练，为我国培养具备实战经验和专业技术能力的具有多学科背景的公共卫生人才梯队。国民健康调查已历时十年，虽然过程"有风有雨"，内心始终"无惧风雨"，未来依然"风雨兼程"。在此，对过去十年来支持和鼓励我们的前辈、同事和朋友表示衷心的感谢！调查现场老百姓可爱的容颜和真切的期盼一直是我们奋斗力量的不竭源泉，我们将始终秉持"尊科学济人道"的协和精神，不忘初心，继续前行！

2022 年冬于北京